ROLAND LIEBSCHER-BRACHT & DR. MED. PETRA BRACHT

SCHULTER SCHMERZEN SELBST BEHANDELN

MIT DER LIEBSCHER & BRACHT-METHODE:

ARTHROSE · FROZEN SHOULDER

IMPINGEMENT-SYNDROM · VERSPANNUNGEN

THEORIE

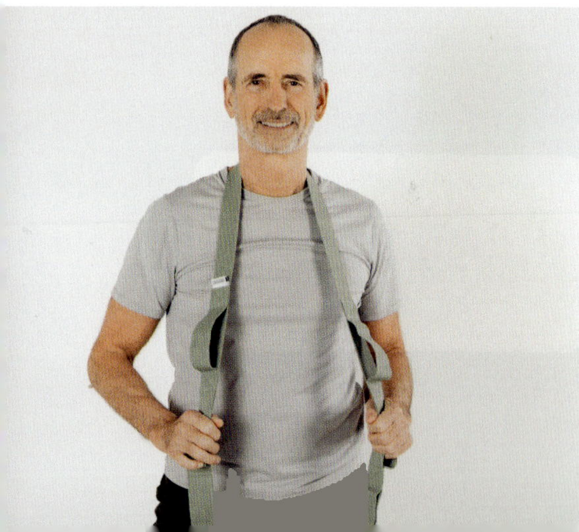

PRAXIS

SERVICE

Wir wollen, dass alle Menschen wissen, was sie tun können, um ein schmerzfreies und langes Leben in bester Gesundheit und voller Beweglichkeit führen zu können. Unser besonderes Anliegen dabei: den Menschen das Wissen zu vermitteln, wie sie sich selbst helfen können und sie zu motivieren, es einfach auszuprobieren.

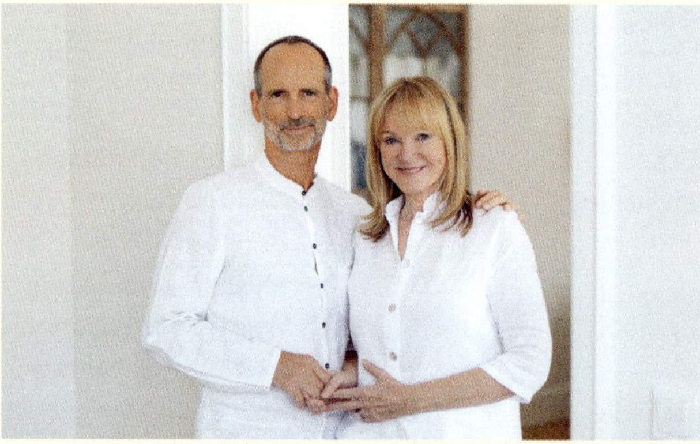

Roland Liebscher-Bracht
studierte Wirtschaftsingenieurwesen Fachrichtung Maschinenbau, trainierte und unterrichtete aber sein Leben lang asiatische Kampf- und Bewegungskunst. Das versetzte ihn in die Lage, zusammen mit seiner Frau seit 1986 eine völlig neue, hochwirksame Schmerztherapie zu entwickeln. Seit 2007 bilden sie Ärzte, Heilpraktiker, Physiotherapeuten und Quereinsteiger, die im Gesundheitsbereich tägig werden möchten, in dieser Liebscher & Bracht-Therapie aus. Mittlerweile behandeln einige Tausend Partner-Therapeuten vor allem in Deutschland, Österreich, Schweiz und punktuell auf der ganzen Welt nach ihrer Methode.

Dr. med. Petra Bracht
Ist Ärztin für Allgemeinmedizin und Naturheilverfahren. Sie arbeitet seit über 35 Jahren als Ernährungs- und Orthomolekularmedizinerin. Oberstes Ziel ihrer Behandlungsweise ist, die gewaltigen Selbstheilungsmechanismen ihrer Patienten zu aktivieren, die zu Schmerzfreiheit und Gesundheit führen. Die größte Wirkung erzielt sie mit der Optimierung der Ernährungs- und Bewegungsgewohnheiten ihrer Patienten.

GUTE AUSSICHTEN!

Schulterschmerzen gehören zu den am weitest verbreiteten Beschwerden des Bewegungs- und Halteapparats. Rund jeder Vierte klagt im Laufe seines Lebens mindestens einmal über sie – und nicht wenige werden durch sie in ihrer Lebensqualität stark eingeschränkt. Die herkömmliche Medizin bietet jedoch kaum nachhaltige Therapien. Schmerzmittel, Akupunktur, Injektionen und Stoßwellentherapie, ja sogar Operationen sorgen meist nur für eine begrenzte Zeit für Schmerzfreiheit. Liegt es vielleicht daran, dass Schulterschmerzen ganz anders entstehen als gemeinhin vermutet? Wir denken: Ja!
Die Schulter ist ein überaus mobiles Konstrukt – und dementsprechend will sie auch bewegt werden. Sie leidet unter sich ständig wiederholenden Bewegungsabläufen im Alltag, intensiver sportlicher Überlastung oder einseitigen Belastungen durch eine falsche Körperhaltung. Häufige Folge sind zu hohe muskuläre Spannungen und unnachgiebige Faszien – und die verursachen dann zunehmend Schmerzen und Bewegungseinschränkungen.
Die gute Nachricht ist: Sie haben es selbst in der Hand, bis ins hohe Alter ein möglichst schmerzfreies Leben zu führen. Deshalb zeigen wir Ihnen in diesem Ratgeber, wie Sie mithilfe der Selbstbehandlungstechnik Light-Osteopressur, mit unseren speziellen Übungen und der Faszien-Rollmassage Ihre Schulterschmerzen auf völlig natürliche Weise schnell in den Griff bekommen oder – noch besser – ihnen effektiv vorbeugen, damit es gar nicht erst zu Problemen kommt.

Wir wünschen Ihnen viel Erfolg und Freude an diesem unglaublichen Gefühl und der neu gewonnenen »Leichtigkeit« in den Schultern!

Roland Liebscher-Bracht Dr. Petra Bracht

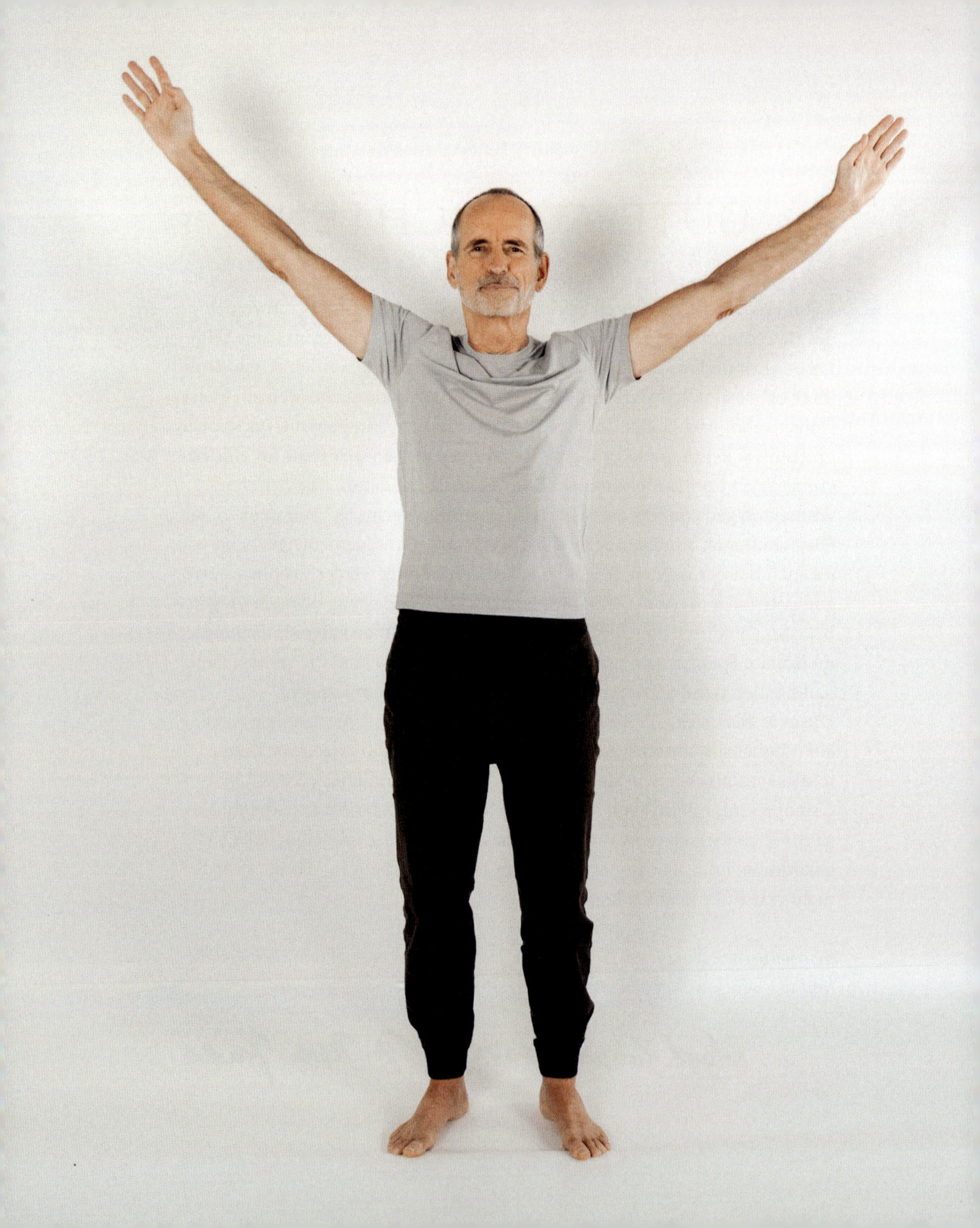

ENDLICH WIEDER SCHMERZFREI

Egal, ob Sie regelmäßig unter Schulterschmerzen leiden oder ob Sie diese Beschwerden nur ab und zu quälen, welcher Art die Schmerzen sind, ob Sie nur unter Belastung oder auch in Ruhe auftreten oder zum Beispiel in den Arm und Nacken ausstrahlen: Wir wissen, dass Sie eine gute Chance haben, diese Leiden selbstbestimmt abzustellen.

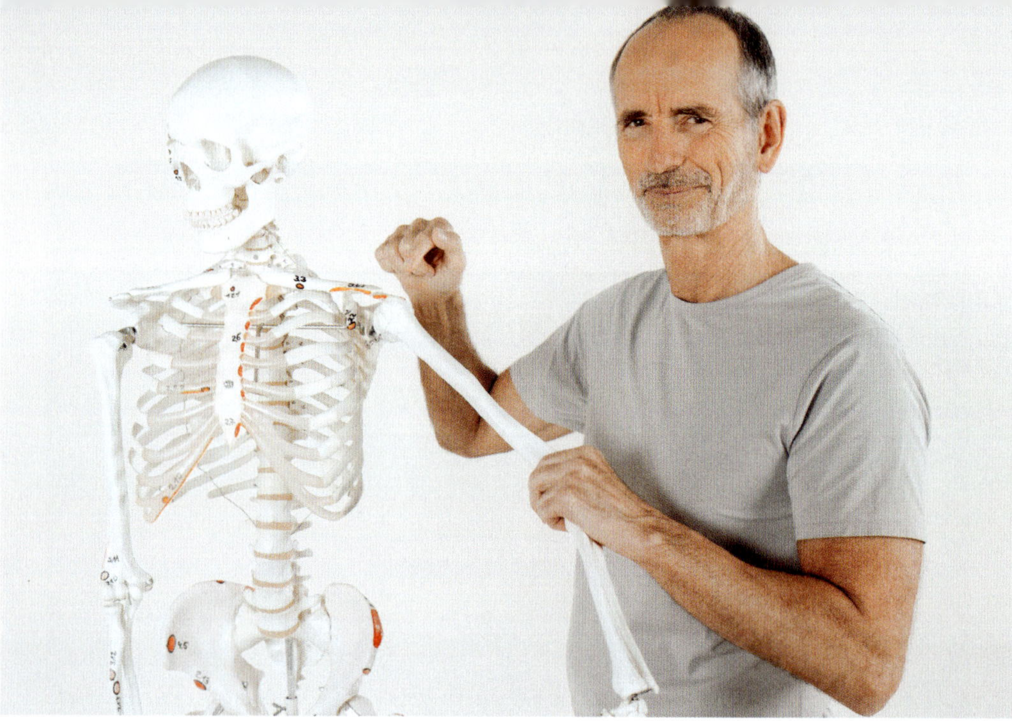

WUNDERWERK SCHULTER

Schulterschmerzen gehören zu den häufigsten muskuloskelettalen Beschwerden (muskuloskelettal bezeichnet Strukturen und Erkrankungen, die den Bewegungsapparat betreffen, also Muskeln, Knochen, Gelenke, Sehnen, Bänder und Faszien). Nach einer europäischen Studie leiden rund 25 Prozent der Menschen mindestens einmal in ihrem Leben an Schulterschmerzen.[1] Auch in Deutschland, das zeigt eine weitere Studie, klagen etwa ein Viertel der hausärztlichen Patienten über Schulterbeschwerden.[2] Damit stehen Schulterschmerzen auf Platz 3 der Erkrankung des Bewegungs- und Halteapparats. Nur Rücken- und Knieschmerzen sind heutzutage noch weiter verbreitet.[3]

Ganz ehrlich: Uns verwundert das nicht. Die Schulter ist schließlich das beweglichste Ge-

lenk unseres Körpers – und dementsprechend ist sie eben leider auch anfällig für »Krankheitsbilder« und »Störungen« verschiedenster Art. Allzu leicht kommt es zu Überlastungen, Verspannungen, Reizungen und Entzündungen oder zur Bildung von Kalk.
Der Verlauf der Schulterschmerzen kann dabei sehr unterschiedlich sein:

- Akute Schulterschmerzen entstehen plötzlich, zum Beispiel durch eine ungewohnte Bewegung oder Überbelastung. Diese Beschwerden klingen oft innerhalb weniger Tage oder Wochen ab, besonders wenn sie frühzeitig behandelt werden.
- Wenn die Beschwerden länger als drei Monate anhalten, spricht man von chronischen Schulterschmerzen.[4] Die Entwicklung solcher chronischen Verläufe ist möglich und sollte durch frühzeitige Behandlung vermieden werden.

Aber werfen wir doch erst einmal einen Blick auf den Körperbereich, der so oft Probleme bereitet – und warum.

ANATOMIE DER SCHULTER

Die Gelenke der Schulter gelten als die flexibelsten des Körpers.[5] Ihre komplexe Gelenkstruktur ermöglicht im Normalfall einen Bewegungsumfang von fast 360 Grad. Doch wie kommt diese Bewegungsfreiheit eigentlich zustande? Der Hauptgrund liegt darin, dass fast der gesamte Schulterbereich durch Muskeln stabilisiert und bewegt wird. Damit unterscheidet sich die Schulter von anderen Körperbereichen wie der Hüfte, dem Ellbogen oder dem Knie: Dort werden die Gelenke vor allem durch ihre Form selbst sowie durch Bänder, die wesentlich weniger dehnbar sind als Muskeln, gehalten.

Die Schultergelenke

Neben der dehnbaren Muskulatur besteht die Schulter aus drei Gelenken: dem Hauptgelenk, dem Schultereckgelenk und dem Brustbein-Schlüsselbein-Gelenk.

- Das **Hauptgelenk** ist ein Kugelgelenk, das den Oberarmknochen (Humerus) mit dem Schulterblatt (Scapula) verbindet. Der Humeruskopf, also der Kopf des Oberarmknochens, verläuft in einer kleinen Gelenkpfanne am Schulterblatt. In diesem Gelenk hat der Humerus einen großen Spielraum, denn der kugelförmige Kopf des Oberarmknochens ist nicht sehr tief in die knöcherne Pfanne am Schulterblatt eingelassen. Das ermöglicht eine große Bewegungsfreiheit in den Armen – dafür hat allerdings das Gelenk wenig knöchernen Halt.
- Das **Schultereckgelenk** ist die Verbindung zwischen Schlüsselbein (Clavicula) und Schulterdach (Akromion). Bei Beschwerden in diesem Bereich sprechen Mediziner oft von subakromialen Schmerzen. Damit sind Schmerzen unter dem Schulterdach (subakromial) gemeint.
- Das **Brustbein-Schlüsselbein-Gelenk** (Sternoclaviculargelenk) stellt die Verbindung

zum Brustkorb her. Es wird von Schlüsselbein und Brustbein gebildet und sorgt dafür, dass unsere Schulter nicht völlig frei im Raum schwebt.

Die zuständigen Muskeln

Geführt werden die Schultergelenke von Muskeln, Faszien, Sehnen und Bändern. Mit ihrer Unterstützung können wir unsere Arme abspreizen und anziehen, sie nach außen drehen oder nach innen rotieren.
Die Muskeln ziehen von verschiedenen Punkten des Schulterblatts der Halswirbelsäule und der Brustwirbelsäule zum Hauptgelenk. Dort gehen einige von ihnen in Sehnen über, die den Gelenkkopf des Oberarmknochens nahezu vollständig umfassen. Das gesamte Gelenk ist somit seitens der Schultersehnen von einer Art »Sehnenkappe« umfasst, der Rotatorenmanschette.
Die Rotatorenmanschette besteht aus vier unterschiedlichen Muskelanteilen: Supraspinatus hebt den Arm, Infraspinatus dreht ihn nach außen, Subscapularis nach innen und Teres minor unterstützt die Außenrotation.
Im gesunden Zustand zentriert die Rotatorenmanschette den Oberarmkopf im Gelenk.
Mit dem Alter geht ihre Funktion jedoch immer mehr verloren.[6] Dann ist sie mitverantwortlich für viele Schmerzen in der Schulter.

Die Schulter ist ein komplexes Konstrukt, das vielfältige Bewegungen ermöglicht. Da die Schulter weitgehend unabhängig vom Rest des knöchernen Skeletts arbeitet, ist eine gesunde Muskulatur für sie elementar.

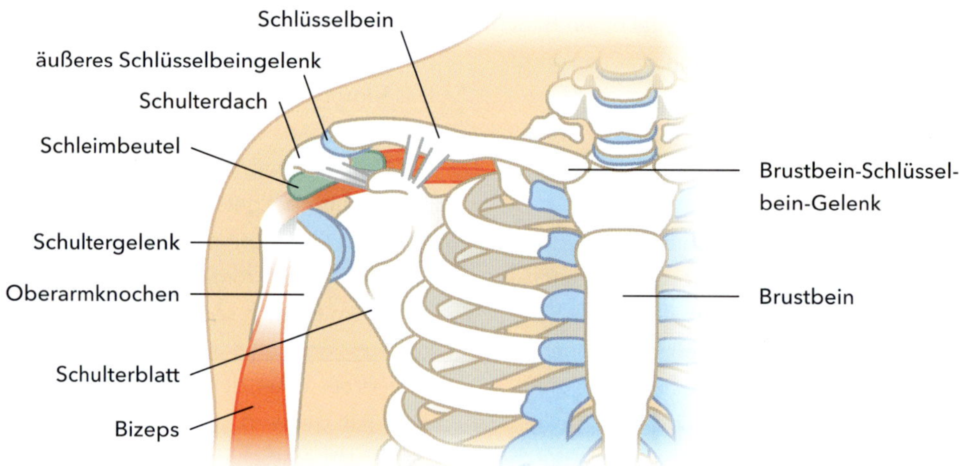

Denn innerhalb der Manschette zieht der Obergrätenmuskel (Musculus supraspinatus) entlang, der in die Supraspinatussehne ausläuft. Diese Sehne wiederum verläuft durch die enge Stelle zwischen Oberarm und Schulterdach. Damit die Sehne nicht am Schulterdach (subacromial) reibt, befindet sich ein Schleimbeutel als Puffer unter dem Schulterdach. Warum das Alter dennoch nur scheinbar der Grund für den Funktionsverlust ist, werden wir Ihnen noch genau erklären.
Für den nötigen Halt sorgen zusätzlich der große Brustmuskel an der Vorderseite sowie der Deltamuskel auf der Schulter, der Trapezmuskel im Rücken und der Bizeps am Oberarm. Ein ziemlich komplexes Zusammenspiel! Aber nur durch diese Muskeln und sie umgebende Faszien ist die hohe Flexibilität in der Schulter erst möglich.

WOHER KOMMT DER SCHMERZ?

Bei einer Gruppe von einigen weniger häufigen Schulterbeschwerden sind die Ursachen offensichtlich: Es handelt sich um Verletzungen des Knochens oder des Gelenks, die auf ein ganz konkretes Ereignis – zumeist einen Unfall – zurückgeführt werden können.
Ein Bruch des Schlüsselbeins ist beispielsweise typisch nach einem Sturz beim Ski- oder Radfahren. Zusammenstöße beim Sport können aber auch dazu führen, dass der Kopf des Oberarmknochens aus der Gelenkpfanne am Schulterblatt rutscht. Resultat ist eine ausgekugelte Schulter, die Mediziner als akute Schulterluxation bezeichnen.
Genauso unangenehm wird es bei einer sogenannten Sprengung des Schultereckgelenks infolge eines Sturzes auf die Schulter.

WEITERE MÖGLICHE URSACHEN FÜR SCHULTERSCHMERZEN IN DER HERKÖMMLICHEN SCHMERZTHERAPIE

- **Mechanische Faktoren:** Verschleiß durch jahrelange Überkopfarbeit, Fehlhaltungen (vor allem im Schulter-Nacken-Bereich) oder falsche Schlafposition, Überlastung durch schweres Heben oder wiederholte Bewegungen.
- **Altersbedingte Veränderungen:** Natürlicher Verschleiß der Gelenkflächen, Verminderung der Elastizität von Sehnen und Bändern, Abnahme der Muskelkraft.
- **Entzündliche Prozesse:** Schleimbeutelentzündungen **(siehe Seite 24 ff.)**, Sehnenentzündungen (Tendinitis), Rheumatische Erkrankungen.
- **Erkrankungen innerer Organe:** Herzprobleme (können in die linke Schulter ausstrahlen), Gallenblasenentzündung (kann Schmerzen in der rechten Schulter verursachen), Zwerchfellreizung.

Bis auf die letzte Gruppe stehen diese Ursachen meistens im Zusammnhang mit zu hohen Spannungen in der Schultermuskulatur und den beteiligten Faszien.

Bei dieser Schulterverletzung ist die Gelenkkapsel gerissen und mitunter sind gelenknahe Bänder durchtrennt.
Deratige Verletzungen sind das eine. In den meisten Fällen jedoch lassen sich Schulterschmerzen und Bewegungseinschränkungen in diesem Bereich jedoch keinem genauen Vorfall zuordnen. Dennoch leiden sehr viele Menschen unter ihnen. Woran liegt das?
Eine relevante, aber noch viel zu wenig beachtete Erklärung für die Entstehung von Schmerzen sind unsere alltäglichen Bewegungsmuster.[7] Denn die vielen Muskeln, Faszien und Sehnen in unserer Schulter sind auf vielfältige Bewegung angewiesen, um elastisch zu bleiben. Dementsprechend können Bewegungsmangel, Fehlhaltungen und fehlender Ausgleich von Armpositionen die vorherrschenden Auslöser für zahlreiche Fehlentwicklungen in der Schulter sein.
Aus unserer Sicht steckt hinter den meisten Schulterbeschwerden fast immer eine muskulär-fasziale Ursache. Deswegen ist unser Ansatz bei Schulterschmerzen auch so wirksam! Denn die »Verkürzungen«, Verhärtungen und Verfilzungen der Muskeln und Faszien können Sie selbst behandeln. Indem Sie wieder die Bewegungsvielfalt in Ihre Schultern bringen, die sie braucht, um frei von Beschwerden zu sein, bauen Sie diese Verkürzungen und zu hohen Spannungen der Muskeln und Faszien Schritt für Schritt ab und helfen Ihrem Körper damit, schmerzfrei und wieder voll beweglich zu sein.

HERKÖMMLICHE BEHANDLUNGSMETHODEN

So vielfältig sich Beschwerden an der Schulter äußern, so zahlreich sind auch die für gewöhnlich angewandten Therapien. Was ihnen gemein ist: Sie sollen möglichst schnell wirken und von den Schmerzen befreien. Viele Ärzte stehen entsprechend unter dem Druck, schnelle Behandlungserfolge erzielen zu wollen oder zu müssen. Aufgrund des Zeitdrucks werden jedoch Wirksamkeit und Nachhaltigkeit von Behandlungsmaßnahmen gerade bei Schmerzen, deren Ursache herkömmlich nicht leicht zu erkennen ist, oft nur unzureichend überprüft. Das bedeutet: Nicht immer werden erst alle manuellen, nichtinvasiven Methoden ausprobiert, ehe zu starken Schmerzmitteln oder gar Operationen gegriffen wird. Im Nachfolgenden finden Sie einen Überblick über konventionelle Behandlungsmethoden bei Schulterschmerzen, die in der herkömmlichen Medizin immer wieder zum Einsatz kommen.

Medikamente

Bei starken Schulterschmerzen werden häufig Medikamente verschrieben. Wenn etwa die Schleimbeutelentzündung zu fortgeschritten ist, Kalkablagerungen gefunden werden oder die Schulter komplett »eingefroren« ist, gilt die Gabe nicht-steroidaler Antirheumatika (NSAR) für viele Mediziner als Therapie der Wahl. Sind die Beschwerden massiv, kann die Einnahme von Analgetika ergänzt werden. Dabei handelt es sich um reine Schmerzmit-

tel, die – anders als NSAR – keine entzündungshemmende Wirkung haben.
Keine Frage: Medikamente können Sie bei Schulterschmerzen kurzfristig unterstützen, durch den Tag zu kommen und nachts etwas Ruhe zu finden oder Übungen überhaupt durchführen zu können. Wir wollen Sie jedoch dafür sensibilisieren, dass sie keine dauerhafte Lösung sind. Zum einen haben sie zahlreiche Nebenwirkungen, die den Körper zusätzlich belasten. Zum anderen lindern sie lediglich die Symptome, also die Schmerzen, setzen aber unserer Erfahrung nach nicht an der Ursache der meisten Schulterschmerzen an.

Injektionen

Das Geben von Spritzen mit unterschiedlichen Wirkstoffen kann bei Schulterschmerzen zu rascher Linderung führen. Aber deren Wirkung hält in den meisten Fällen nur wenige Wochen an, da die Ursachen nicht beseitigt werden. Für uns gilt die Regel, dass bei den meisten Schmerzen kein Arzt oder Therapeut auf Dauer helfen kann. Allein das regelmäßige Absolvieren der passenden Übungen normalisiert die Spannungen der Muskeln und Faszien derart, dass die Schmerzen dauerhaft wegbleiben. Schulterschmerzen können demnach so viel erfolgreicher als mit Spritzen und deren Nebenwirkungen behandelt werden.

Stoßwellentherapie

Bei der extrakorporalen Stoßwellen-Therapie (ESWL) handelt es sich um ein Verfahren, das seit den 1990er-Jahren für die Behandlung der Kalkschulter (**siehe Seite 20 ff.**) eingesetzt wird. Hierbei sollen hochenergetische Stoßwellen das Kalkdepot zertrümmern oder die Durchblutung und den Stoffwechsel im erkrankten Gewebe anregen.[8] Die genaue Wirkungsweise von Stoßwellen in der Orthopädie ist allerdings bis heute nicht vollständig geklärt. Zudem liegen bisher keine hinreichenden wissenschaftlichen Beweise für die Wirksamkeit von Stoßwellen bei Schulterschmerzen vor. Daher wird diese Art der Behandlung auch oft nicht von der Krankenkasse übernommen. Unserer Erfahrung nach haben die Kalkablagerungen meist nichts mit den auftretenden Schmerzen zu tun. Diese entstehen durch die zu hohen Spannungen der Muskeln und Faszien. Als Folge der Schmerzen führt die reduzierte Schulterbewegung dann zur Einlagerung von Kalk. Normalisiert man diese Spannungen, verschwinden die Schmerzen und der Kalk wird bei zunehmender Bewegung der Schulter wieder abgebaut.

Akupunktur

Was bringt Akupunktur bei Schulterschmerzen? Diese Frage ist mit Blick auf Studienergebnisse nicht eindeutig zu beantworten. Einige Befunde legen die Vermutung nahe, dass Akupunktur bei chronischen Schulterbeschwerden besser hilft als Medikamente, Stoßwellen oder Physiotherapie. In einer frühen Phase des Impingement-Syndroms (**siehe Seite 17 ff.**) scheint eine Kombination aus

Trainingstherapie und Akupunktur die Funktionsfähigkeit der Schulter verbessern und Schmerzen reduzieren zu können.[9] Allerdings führt das gezielte Normalisieren der zu hohen Spannungen zu viel besseren und auch nachhaltigen Erfolgen.

Schulter-OPs

Bei anhaltenden Schulterbeschwerden ohne Besserung durch konservative Therapie können verschiedene operative Eingriffe infrage kommen:

- Bei einem Impingement-Syndrom **(siehe Seite 17 ff.)** wird nach drei bis sechs Monaten erfolgloser Behandlung meist eine arthroskopische subacromiale Dekompression durchgeführt. Dabei werden das Schulterdach geglättet und der entzündete Schleimbeutel entfernt, um mehr Platz zu schaffen.
- Die Frozen Shoulder **(siehe Seite 22 f.)** kann bei starken oder langanhaltenden Beschwerden durch eine Kapsulotomie behandelt werden. Bei dieser Arthroskopie wird die versteifte Gelenkkapsel vom Knochen gelöst und eingeschnitten.
- Bei einer Kalkschulter **(siehe Seite 20 ff.)** können Kalkablagerungen operativ ausgeräumt oder durch Needling (Mehrfachpunktion mit Kochsalzlösung) behandelt werden. Die Wirksamkeit dieses Verfahrens ist allerdings wissenschaftlich nicht gesichert.[10]
- Auch bei einer Schleimbeutelentzündung **(siehe Seite 24 ff.)** kann eine Operation in Betracht gezogen werden, wenn konservative Therapien nicht greifen oder die Entzündung auf eine bakterielle Infektion zurückzuführen ist. Am häufigsten ist ein arthroskopischer Eingriff (Gelenkspiegelung), bei dem in Vollnarkose oder unter Lokalbetäubung der betroffene Schleimbeutel teilweise oder vollständig entfernt wird.
- Ein künstliches Schultergelenk kann bei fortgeschrittener Schulterarthrose **(siehe Seite 27 ff.)** in Erwägung gezogen werden.

Dass alle diese Maßnahmen bei den meisten Schmerzen der Schulter völlig unnötig sind und darüber hinaus viel zu viele teils schwere Nebenwirkungen haben, erfahren Sie im Laufe dieses Buches.

RED FLAGS

Suchen Sie am besten ärztliche Hilfe bei:

- Plötzlich auftretenden, starken Schmerzen
- Schmerzen nach einem Unfall
- Bewegungseinschränkungen, die länger als eine Woche anhalten
- Nachtschmerzen, die den Schlaf stören
- Schwellungen oder Rötungen im Schulterbereich

Wenn dies nötig ist, empfehlen wir Ihnen, einen Arzt, Heilpraktiker oder Therapeuten aufzusuchen, der in unserer Schmerztherapie ausgebildet ist.

ES BRAUCHT NEUE BEHANDLUNGSWEGE!

Dass viele herkömmlichen Behandlungsmethoden bei Schulterschmerzen nicht langfristig wirksam sind, ist für uns ein deutliches Anzeichen dafür, dass die gängige Theorie der Schmerzentstehung nicht weit genug greift, womöglich sogar grundlegend falsch sein könnte. Die herkömmliche medizinische Lehrmeinung geht davon aus, dass die unterschiedlichen Arten von Schulterschmerzen von verschiedensten Schädigungen in dieser Region des Körpers verursacht werden. Als grundlegend wichtig für die Therapie gilt daher, die genaue Schädigung zu diagnostizieren, wozu die Struktur mit verschiedenen bildgebenden Verfahren so genau wie möglich untersucht wird. Leider aber muss dabei immer wieder festgestellt werden, dass die Art der Schmerzen nicht mit den Ergebnissen dieser bildgebenden Verfahren in Einklang zu bringen ist. Eins nämlich wird auf diesen Bildern nicht sichtbar und daher schlichtweg »übersehen«: die meist zu hohe Spannung der Muskeln und Faszien. Daher spielen genau diese Spannungen in der medizinischen Ursachensuche so gut wie keine Rolle. Dabei sind gerade sie der Schlüssel zur erfolgreichen Behandlung von Schulterschmerzen, wie Sie im Verlauf dieses Buches immer klarer erkennen werden.

Um die wirkliche Ursache von Schulterschmerzen zu beseitigen, haben wir spezielle Übungen entwickelt, die den vielfältigen Bewegungswinkeln des Schultergelenks gerecht werden und so Spannungen abbauen bzw. vorbeugen.

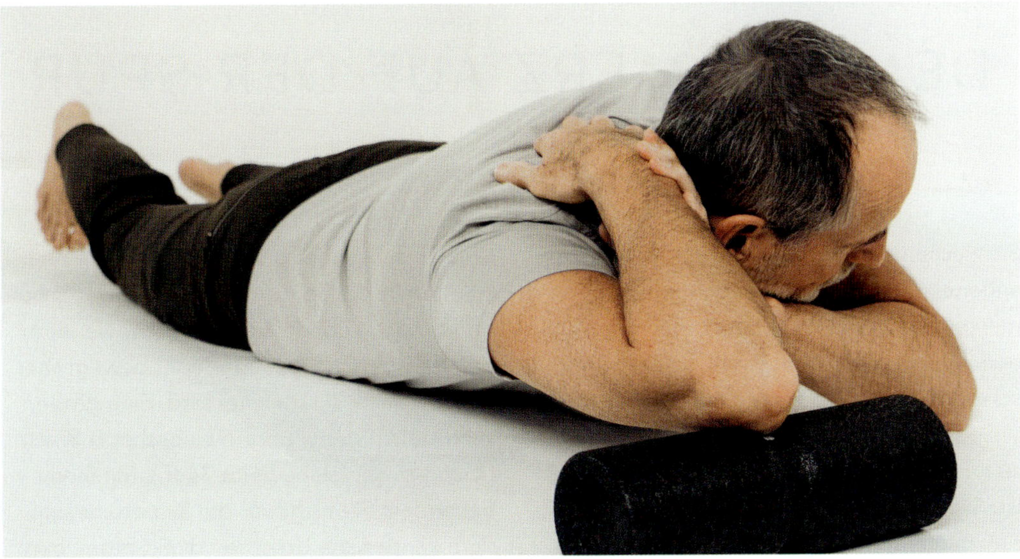

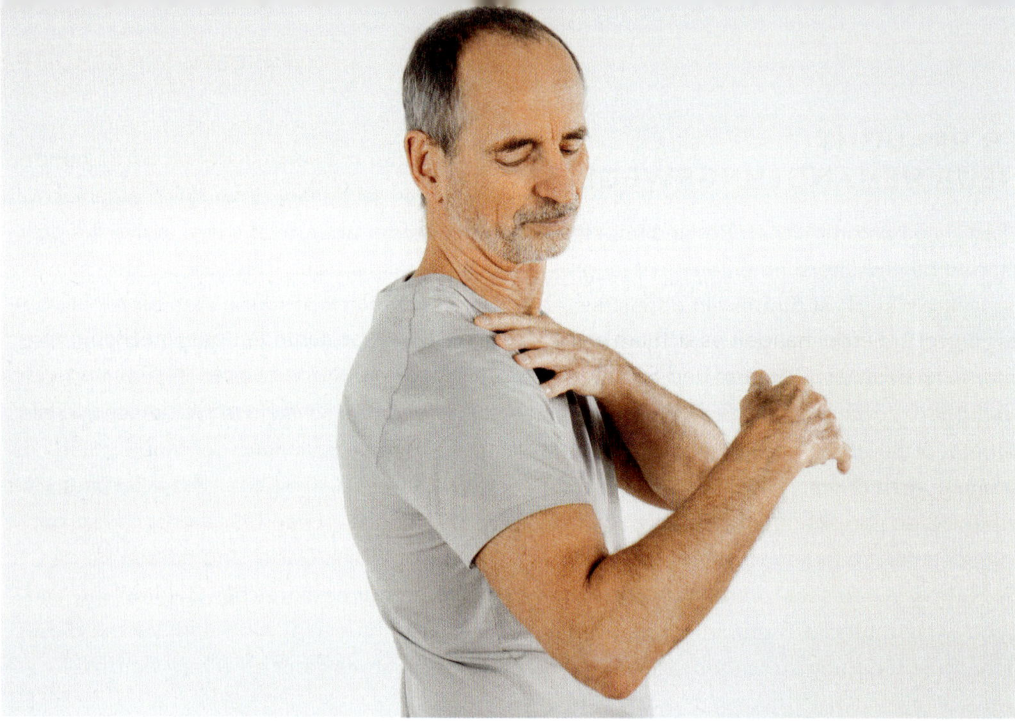

DEM SCHMERZ AUF DER SPUR

Sie wachen morgens auf und spüren ein unangenehmes Ziehen in der Schulter oder bemerken beim Anziehen, dass Ihnen bestimmte Bewegungen plötzlich schwerfallen und schmerzhaft sind? Die gute Nachricht zuerst: Viele dieser Beschwerden haben nichts damit zu tun, dass in Ihrer Schulter etwas »kaputt« ist. Sie entstehen, weil die Muskeln und Faszien immer höhere Spannungen aufbauen.

Weil es meist egal ist, ob gleichzeitig eine strukturelle Schädigung im Bereich der Schulter vorliegt, können Sie selbst sehr viel dazu beitragen, dass Sie bald wieder beweglicher und vor allem schmerzfrei sind. Eine große Hilfe stellen dabei unsere Liebscher & Bracht Übungen dar (**siehe Seite 74 ff.**). Mit ihnen behandeln Sie nicht nur die Symptome, sondern können die Ursachen direkt beseitigen.

IMPINGEMENT-SYNDROM

Eine der häufigsten Ursachen für Schulterschmerzen – insbesondere in der Altersklasse 40+, auch ohne eine vorangegangene Verletzung in der Schulter, ist das Impingement-Syndrom.[11] Hierbei handelt es sich um eine Engstelle zwischen Oberarm und Schulterdach (Akromion), die direkte Auswirkungen auf die Muskeln, die Sehnen und den Schleimbeutel in der Schulter hat. Die nämlich werden infolge des fehlenden Raums gegen den Knochensporn des Schulterdachs gedrückt – und das kann Reizungen, Entzündungen und Schmerzen zur Folge haben.

Schulterenge beziehungsweise Schultersyndrom, wie das Impingement-Syndrom auch genannt wird, verursacht vor allem beim seitlichen Anheben des Arms oder bei Über-Kopf-Arbeiten Schmerzen in der Schulter, die – meist an der Armaußenseite – bis in den Oberarm ausstrahlen. Dadurch wird die Beweglichkeit eingeschränkt, unnatürliche Gelenkgeräusche können auftreten und mitunter kommt es zum Kraftverlust in den Armen. Im Liegen schmerzt die betroffene Schulter.

Man unterscheidet extrinsisches, intrinsisches und inneres Schulterimpingement:

- Das **extrinsische Impingement** stellt die »klassische« Form in der Schulter dar. Dabei kommt es zu einer Kompression von Sehnen und Schleimbeuteln unter dem Schulterdach. Medizinisch spricht man hier von einem zu engen Subakromialraum, der von einem entzündeten Schleimbeutel zusätzlich bedrängt werden kann – vor allem dann, wenn durch das Anheben des Arms der gereizte oder entzündete Schleimbeutel unter dem Schulterdach eingeklemmt wird. Verantwortlich dafür können degenerative Veränderungen der Knochen oder Verschleißerscheinungen im Schultergelenk sein. In diesem Fall spricht man von einem primären extrinsischen Impingement. Genauso kann die Enge in der Schulter aber auch Folge von Verletzungen oder Entzündung der dort sich befindenden Sehnen,

RUPTUR DER ROTATOREN-MANSCHETTE

Die Rotatorenmanschette besteht aus dem Rotator, der für die Drehung zuständig ist, und der Manschette, einem breiten Schlauch. Innerhalb der Rotatorenmanschette verläuft die Supraspinatussehne – und diese kann bei extremem Zug reißen. Die dabei auftretenden Symptome reichen von Schulterschmerzen und Muskelschwäche bis hin zu Nackenschmerzen, weil die umliegende Muskulatur versucht, die Aufgaben der Supraspinatussehne zu übernehmen. Bei Verdacht auf eine Ruptur sollten Sie unbedingt eine Arztpraxis aufsuchen – auch hier am besten eine, die Behandlungen nach unserer Schmerztherapie anbietet.

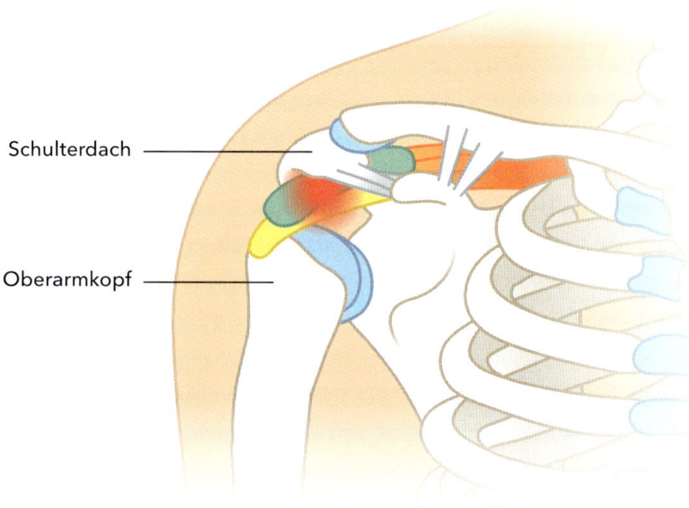

Beim Impingement-Syndrom der Schulter handelt es sich um eine Engstelle zwischen Oberarm und Schulterdach, die Reizungen, Entzündungen und Schmerzen in diesem Bereich verursachen kann.

Muskeln (Rotatorenmanschette) und Schleimbeutel sein (sekundäres extrinsisches Impingement).

- Beim **intrinsischen Impingement** kommt es zu Einklemmungen innerhalb der Rotatorenmanschette, einem komplex aufgebauten Muskel- und Sehnenapparat, der den gesamten Oberarmkopf umschließt. Wie der Name bereits andeutet, stabilisiert die Rotatorenmanschette vor allem Rotationsbewegungen der Schulter. Sie liegt normalerweise um den kugelförmigen Kopf des Oberarmknochens und hält ihn mittig zentriert sowie in der Gelenkpfanne. Der Knochen kann jedoch zur Seite rutschen und dabei Muskeln und Sehnen der Rotatorenmanschette einklemmen, was zum schmerzhaften intrinsischen Impingement führt.
- Beim **inneren Impingement-Syndrom** der Schulter wird zwischen dem posterosuperioren Impingement (PSI) und dem anterosuperioren Impingement (ASI) unterschieden. Das PSI tritt vor allem bei Überkopfsportarten auf, wie Handball, Basketball oder Volleyball. Holen Sie zum Werfen immer wieder weit aus, so führt das mit der Zeit

dazu, dass Sie mit dem Wurfarm eine vermehrte Außenrotation und eine verringerte Innenrotation ausführen können. Diese ungleiche Belastung führt zur Instabilität und Fehlzentrierung des Humeruskopfes und verursacht so die Schmerzen beim PSI.[12]
Ist die Einklemmung sehr stark, kann es zum sogenannten Dead-Arm-Syndrom kommen. Hierbei hat der Betroffene kaum mehr Kraft im Arm und kann den Wurf nicht mehr mit Schwung ausführen. Gleiches tritt auch bei Personen auf, die viele Überkopfarbeiten beziehungsweise Überkopfbewegungen machen.
Wesentlich seltener tritt das ASI auf, bei der das Heranziehen und die Innenrotation des Arms Schmerzen verursacht. Besonders häufig sind davon Schwimmer betroffen, da die entsprechenden Armbewegungen bei vielen Schwimmstilen – besonders beim Kraulen – maßgeblich für die Beschleunigung sorgen.[13] Auch hier können Sehnen während der Schwimmbewegung eingequetscht werden und ein schmerzhaftes Ziehen in der Schulter verursachen.

Die Diagnose

Ärzte machen bei einem Verdacht auf ein Impingement-Syndrom häufig zunächst eine Sonographie, also eine Ultraschalluntersuchung. Das ist kostengünstig und gibt schnell einen Überblick über mögliche Veränderungen der Weichteile im Schultergelenk. Oft werden zur weiteren Abklärung zusätzlich Röntgenaufnahmen der Schulter angefertigt. Ergibt sich dadurch immer noch keine klare Diagnose, kann zusätzlich ein MRT (Magnetresonanztomographie) angefertigt werden.[14]
Immer häufiger wird auch eine arthroskopische Untersuchung im Schultergelenk durchgeführt. Bei der Arthroskopie schaut sich ein Chirurg in einer kleinen Operation das Schultergelenk genau an, um mögliche Schäden oder Veränderungen festzustellen. Diese können dann bei Bedarf direkt arthroskopisch behandelt werden.

ÄHNLICHE BESCHWERDEN IN DER SCHULTER

Kalkschulter **(siehe Seite 20 ff.)** und Frozen Shoulder **(Seite 22 f.)** weisen ähnliche Symptome auf wie das Impingement-Syndrom. Bei der ersten bilden sich im Gewebe der Schultersehnen Kalkherde, die nach herkömmlicher Meinung unter Belastung zu Schulterschmerzen führen können, weil je nachdem, wo sich der Kalk gebildet hat, die Gleitfähigkeit der Sehnenansätze leiden kann. Zudem ist der Schleimbeutel unter dem Schulterdach oft entzündet. Bei der Frozen Shoulder ist die Gelenkkapsel verdickt, verhärtet und teilweise entzündet, was zu einer starken Beweglichkeitseinschränkung der betroffenen Schulter führt und Betroffene oft eine Schonhaltung einnehmen lässt. Mehr zu beiden Beschwerden aus unserer Sicht gleich.

KALKSCHULTER

Ähnliche Symptome wie das Impingement-Syndrom (**siehe Seite 17 ff.**) kann auch eine Kalkschulter (*Tendinitis calcarea*) verursachen, vor allem, wenn der Arm nicht oder nur unter starken Schmerzen in den normalen Winkeln abgespreizt werden kann. Allerdings werden hier Muskeln, Sehnen und Schleimbeutel der Schulter nicht durch eine Engstelle zusammengepresst. Vielmehr bilden sich bei einer Kalkschulter Kalkeinlagerungen in den Sehnen der Rotatorenmanschette, meistens in der Supraspinatussehne. Was genau dahintersteckt, ist nach herkömmlicher medizinischer Meinung noch immer nicht abschließend geklärt. Allerdings hat man herausgefunden, dass die Kalkschulter zumeist verschiedene Stadien durchläuft:[15]

- **1. Stadium Präkalzifikation:** In dieser frühen Phase (wörtlich übersetzt bedeutet Präkalzifikation »vor der Kalkbildung«) entstehen an bestimmten Stellen innerhalb der Rotatorenmanschette vermehrt Faserknorpel.
- **2. Stadium Verkalkung:** Während der zweiten Phase bilden sich aus den Faserknorpeln kleine, kreideartig krümelige Kalziumdepots (Formationsphase), die im Lauf der Verkalkung miteinander verschmelzen – ein Vorgang, der mitunter Jahre dauern kann. Schreitet die »Erkrankung« fort, verflüssigt sich der Kalk irgendwann zahncremeartig. Maßgeblichen Anteil daran haben Makrophagen und Riesenzellen – Fresszellen des Immunsystems, die jetzt damit beginnen, die Kalziumkristalle abzubauen und abzutransportieren. Mitunter können dadurch Ablagerungen in den Bereich unter dem Schulterdach (subacromialen Raum) »einbrechen«, was zwischen Schulterhauptgelenk und Schulterdach zu schmerzhaften Entzündungen führen kann. Das Sehnengewebe kann aufquellen, das Volumen steigen und der Druck sich erhöhen – in der Schulter wird es zu eng.
- **3. Stadium Postkalzifikation:** In dieser Phase (»nach der Verkalkung«) setzt die Selbstheilung der Kalkschulter ein. Die betroffenen Stellen der Sehne(n) werden vom Körper

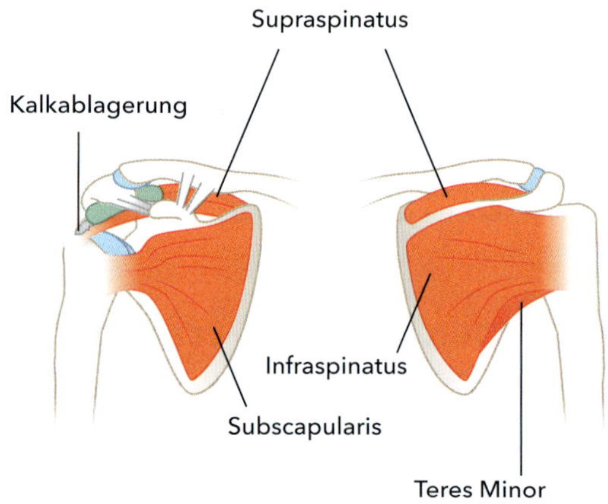

Kalkablagerung in der Schulter bei einer Kalkschulter. Wie sich diese äußerst, ist individuell unterschiedlich.

repariert, indem er Narbengewebe bildet und neue Sehnenfasern entstehen lässt. Blutgefäße wachsen ins betroffene Sehnengewebe ein. Dieser Prozess wird als Remodelling bezeichnet – die Wiederherstellung gesunden Sehnenmaterials.[16]

Die Bandbreite an möglichen Beschwerden bei einer Kalkschulter ist außerordentlich hoch: von kompletter Schmerzfreiheit bis zu höllischen Schulterschmerzen ist so gut wie alles möglich. Tatsächlich verursachen die Ablagerungen in der Rotatorenmanschette bei etwa 20 Prozent der Betroffenen keinerlei Beschwerden oder allenfalls leichte Schmerzen.[17] Häufiger sind jedoch im ersten und zu Beginn des zweiten Stadiums leichte belastungsabhängige Schmerzen, zum Beispiel bei Überkopfsportarten. Als dauerhaftes Symptom der Verkalkung kann zudem ein nächtlicher Schmerz auftreten, wegen dem Patienten nicht auf der betroffenen Seite schlafen können.

Am heftigsten sind die Schmerzen am Übergang von der zweiten in die dritte Phase. Gerade dann, wenn das Immunsystem mit der Zerstörung des Kalks beginnt, kann die gesamte Schulterregion äußerst empfindlich auf Berührungen reagieren und in ihrer Beweglichkeit deutlich eingeschränkt sein. Ruheschmerzen, die sich bei Bewegung verstärken, gelten ebenfalls als typisch. Oft strahlen die Schmerzen auch in den Oberarm aus, zum Teil verbunden mit Schmerzen im Handgelenk und im Nacken.

Dringen die Kalkablagerungen zwischen das Schulterdach und den Oberarmkopf vor, erhöht sich der Druck auf die dort verlaufenden Sehnen und den Schleimbeutel. Dann stellt der Orthopäde häufig eine Schleimbeutelentzündung in der Schulter fest **(siehe Seite 24 ff.)**.

Mögliche Ursachen

Die Kalkschulter geht gerne mit einigen anderen Erkrankungen einher. Dazu zählen Diabetes, Gicht und hormonelle Störung (endokrine Erkrankung) genauso wie andere häufige Schulterbeschwerden (Frozen Shoulder, Impingement-Syndrom) und Rotatorenmanschetten-Ruptur[18] **(siehe Kasten Seite 17)**. Allerdings ist nicht klar, wie genau sich die unterschiedlichen Problematiken bedingen. Unserer Erfahrung nach hängt dies auch damit zusammen, dass gemeinhin das große Missverständnis vorherrscht, die Kalkablagerungen seien ursächlich für die Schmerzen. Wir von Liebscher & Bracht wissen jedoch, dass das in den meisten Fällen nicht zutrifft. In den meisten Fällen tritt die Kalkschulter zwischen dem 30. und 50. Lebensjahr auf.[19] Die Kalkbildung mit einem altersbedingten Verschleiß in Verbindung zu bringen, gilt heute daher zu Recht als überholt. Allerdings ist es aus unserer Sicht genauso falsch, sie als spontan auftretende Erkrankung zu sehen, der jegliche Vorgeschichte fehlt.[20]

Man weiß mittlerweile, dass sich der Kalk fast immer in einer »kritischen Zone« der Sehne bildet. Sie liegt 1–2 Zentimeter

neben dem großen Knochenvorsprung des Oberarmknochens (*Tuberculum majus*). Die Blutversorgung des Sehnengewebes wird teilweise von Gefäßen des Knochens und muskulären Strukturen übernommen. In der kritischen Zone ist die Durchblutung und dadurch auch die Sauerstoffversorgung allerdings stark eingeschränkt. Zahlreiche Studien konnten nachweisen, dass in dieser Partie eine verminderte Gefäßbildung vorliegt und – abhängig von der Stellung des Gelenks – auch eine Abnahme des Blutflusses innerhalb eines Gefäßes oder Gefäßabschnittes.[21] Als Folge wandeln sich die typischen Zellen der Sehnen (Tenozyten) zu Knorpelzellen (Chondrozyten), und es entsteht Faserknorpel.[22]
Zusammengefasst bedeutet dies: Wichtige Stellen der Sehne werden schlecht durchblutet. Umso wichtiger ist vielseitige Bewegung, denn sie sorgt für eine gute Durchblutung. Unsere Übungen ab **Seite 74** fördern dies ganz gezielt.

FROZEN SHOULDER

Die Frozen Shoulder, auch Schultersteife genannt, ist charakterisiert durch eine Entzündung in der Schulter, die von einem schleichend einsetzenden Schmerz begleitet wird und zur Steifheit des Gelenks führen kann. Schlafen auf der betroffenen Seite ist unangenehm und die Bewegung des Arms eingeschränkt.
Was genau die Beschwerden verursacht, gilt es für die herkömmliche Medizin noch zu klären. Allein für die Entstehung einer primären Form der Frozen Shoulder (siehe Kasten), gibt es mehr als 20 verschiedene Ansätze.[23] Nach unserer Theorie ist das ganz einfach dadurch zu erklären, dass Bewegungsmangel immer mehr Spuren in der Schulter hinterlässt.
Immerhin: Die Medizin weiß, welchen Verlauf die Schultersteife typischerweise nimmt und was dabei rund um das Schultergelenk passiert – in drei Phasen:

PRIMÄRE UND SEKUNDÄRE FORM DER FROZEN SHOULDER

Man unterscheidet bei der Frozen Shoulder zwei Formen:

- Die primäre (idiopathische) Form bezeichnen Mediziner und Schulterspezialisten auch als adhäsive Kapsulitis. Der Auslöser dieser schmerzhaften Erkrankung ist unbekannt.[24] Man weiß aber, dass sie gemeinsam mit Diabetes mellitus und einer Schilddrüsenfunktionsstörung auftreten kann.[25]
- Seltener ist die sekundäre Schultersteife, die Folge einer anderen Schultererkrankung oder Verletzung ist, etwa einer Kalkschulter, eines Impingement-Syndroms oder einer Schulterarthrose. Auch Unfälle, Infektionen, entzündliche Erkrankungen, eine lange Ruhigstellung der Schulter oder Komplikationen nach einer OP können hinter den Veränderungen an der Schulterkapsel stecken.[26]

- **1. »Einfrieren« (2–6 Monate):** Im ersten Stadium nimmt der Bewegungsumfang im Schultergelenk nach und nach ab. Das Hauptsymptom dieser Phase sind starke Schmerzen, die eine Bewegungsvermeidung provozieren. Typischerweise nehmen die Schulterschmerzen jetzt rasch zu, treten auch in Ruhe auf und quälen Betroffene vor allem nachts. Im Schultergelenk bildet sich eine Entzündung an der Gelenkkapsel.
- **2. »Eingefroren« (4–12 Monate):** In diesem Stadium ist das Beschwerdebild der Schultersteife voll entwickelt. Während die Schmerzen allmählich abnehmen, »friert« die Schulter endgültig ein. Bestimmte Bewegungen, wie das Heben und Kreisen des Arms, sind nicht mehr möglich. Alle Alltagsbewegungen des Arms auf Schulterhöhe oder darüber sind aufgrund der Bewegungseinschränkungen blockiert. Durch die dauerhafte Entzündung der Gelenkkapsel und dadurch bedingte Bewegungsvermeidung kommt es zum allmählichen Schrumpfen und Verkleben der Kapsel. Das Gewebe der Gelenkkapsel durchläuft hierbei einen bindegewebigen Umbau (Fibrosierung), wodurch die Bewegung weiter eingeschränkt wird. Die Schultermuskulatur wird weniger beansprucht und nach und nach abgebaut (Muskelatrophie).
- **3. »Auftauen« (6–26 Monate):** In der letzten Phase (Lösungsphase) verschwindet die Versteifung allmählich – manchmal ganz spontan –, und das Gelenk erhält im besten Fall wieder seinen vollen Bewegungsumfang.[27] Die Entzündung im Gelenk nimmt allmählich ab, die Kapsel bleibt jedoch verkleinert. Kurzum: Es kommt zur Schrumpfung des überschüssigen Gewebes.

Weil die Schultersteife in vielen Fällen nach einigen Monaten von allein verschwindet und in der Lösungsphase meist vollständig ausheilt, sprechen Mediziner von einer selbstlimitierenden Erkrankung. Zu beachten ist jedoch:

- Die Dauer der einzelnen Krankheitsstadien lässt sich nicht genau vorhersagen. Manchmal dauert die schmerzhafte Versteifung nur wenige Monate, jedoch können gerade im 3. Stadium auch Jahre vergehen. Durchschnittlich ziehen sich die drei Stadien über 30 Monate.[28]
- Die gute Prognose und Tendenz zur Selbstheilung können trügerisch sein. Studien zeigen, dass 20 bis 50 Prozent aller Patienten nach Abklingen der Lösungsphase über Restbeschwerden klagen. In diesen Fällen können Störungen durch ein Impingement-Syndrom (**siehe Seite 17 ff.**) bis zu zehn Jahre bestehen bleiben und komplizierte Nachbehandlungen zur Folge haben.[29]

Umso wichtiger ist es, die umliegende Muskulatur zu dehnen und zu kräftigen und den Bewegungsumfang wiederherzustellen, um dauerhafte Einschränkungen zu vermeiden. Mit diesen Maßnahmen ist es auch möglich, einer Frozen Schulter vorzubeugen. Unsere Liebscher & Bracht-Übungen ab **Seite 74** helfen Ihnen dabei.

SCHLEIMBEUTEL-ENTZÜNDUNG

In unserem Körper befinden sich insgesamt ungefähr 150 Schleimbeutel. Sie sitzen zwar an vielen verschiedenen Stellen, haben aber alle dieselbe wichtige Aufgabe: Sie sollen eine zu große Druckbelastung auf einem Gelenk umverteilen und mit ihrer Gleitschicht Reibung verhindern.
Sie können sich jeden Schleimbeutel wie ein federndes Polster vorstellen, das zum Beispiel zwischen Knochen und Haut oder den Weichteilen liegt. Auf natürliche Weise schafft sich der Körper so Stoßdämpfer mit gelartiger Flüssigkeit, um zu hohe Belastungen im Gelenk zu kompensieren.[30]

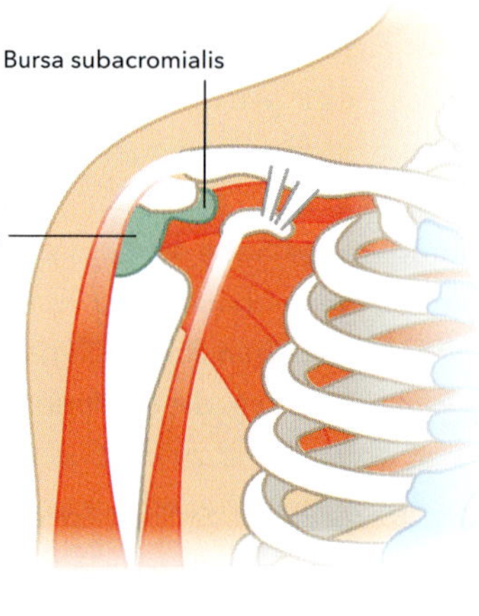

Besonders häufig von einer Bursitis betroffen sind die Bursa subdeltoidea unter dem Schulterdach und die Bursa subacromialis unter dem Schulterhauptgelenk.

Laut Statistik sind durchschnittlich 10 von 100.000 Menschen an einer Schleimbeutelentzündung (Bursitis) erkrankt.[31] Aber was bedeutet das eigentlich?
Bei einer Bursitis sind die Schleimbeutelwände verdickt und geschwollen, da sich im Schleimbeutel mehr Flüssigkeit (sogenannte Synovialflüssigkeit) ansammelt als sonst. Sitzt der entzündete Schleimbeutel dicht unter der Haut, kann man eine Entzündung daher ertasten oder sogar mit bloßem Auge erkennen. Die Stelle ist zudem meist verstärkt durchblutet, sodass das Gewebe dort oft gerötet, gereizt und auch überwärmt erscheint. Wenn hinter der Bursitis eine bakterielle Ursache steckt, kann mit der Zeit außerdem Eiter entstehen. In den meisten Fällen sind das Knie oder der Ellbogen von einer Schleimbeutelentzündung betroffen.[32] Aber auch in der Schulter kommt diese Erkrankung häufig vor. Immerhin befinden sich dort insgesamt sechs Schleimbeutel. Der größte von ihnen und gleichzeitig auch der größte überhaupt im Körper ist die *Bursa subacromialis*. Sie befindet sich unter einem Knochen des Schulterdachs (Akromion). Ein anderer Schleimbeutel, die *Bursa subdeltoidea*, liegt zwischen dem Schulterhauptgelenk und dem Deltamuskel der Schulter. Im Gegensatz zu den anderen sind diese Schleimbeutel besonders häufig entzündet, da sie bei zahlreichen Bewegungen, hauptsächlich aber bei Überkopfarbeit und Überkopfsportarten stark belastet werden. Wir wissen, dass das nur dann ein Problem wird, wenn die

Muskeln und Faszien in diesem Bereich eine zu hohe Spannung aufweisen.
Die Folge sind oftmals – nicht immer – akute Schulterschmerzen. Eine Bursitis kann sich außerdem durch eine deutlich sichtbare Vorwölbung beziehungsweise Schwellung bemerkbar machen (siehe oben). Dazu gibt es weitere Symptome, die mit einer Schleimbeutelentzündung in Verbindung gebracht werden:
Im Anfangsstadium verspürt man häufig leichte Schulterschmerzen, insbesondere beim Heben des Arms. Später kommen starke Ruhe- und Bewegungsschmerzen dazu. Auch Bewegungseinschränkung bis hin zur Bewegungsunfähigkeit im Schultergelenk sowie Druckschmerzhaftigkeit der Haut (deshalb auch Schmerzen beim Liegen auf der erkrankten Schulter) sind möglich. Die Haut im Schulterbereich kann zudem gerötet sein und sich warm anfühlen. Unter Umständen wird die Schleimbeutelentzündung von Fieber begleitet. Halten die Schmerzen dauerhaft an und treten die Symptome regelmäßig auf, kann es sich um eine »chronische« Schleimbeutelentzündung handeln.

Mögliche Ursachen

Als häufige Ursachen für eine Schleimbeutelentzündung in der Schulter gelten mechanische Überlastungen der Schulter im Beruf oder beim Sport, Stoffwechselstörungen und Verletzungen. Aber auch andere Schultererkrankungen wie das Impingement-Syndrom **(siehe Seite 17 ff.)** können eine Bursitis begünstigen. Umgekehrt kann ein entzündeter Schleimbeutel ein Impingement-Syndrom fördern.

ENTZÜNDUNG ALS SIGNAL

Entzündungen haben einen schlechten Ruf und Betroffene möchten sie so schnell wie möglich loswerden. Dabei sind sie eine natürliche Reaktion des Organismus' bei Überbelastung und erfüllen durchaus eine wichtige Funktion: Eine Entzündung »entzündet« einen Reparaturprozess. Kräfte und Materialien werden mobilisiert und bereitgestellt, damit sich der Körper wieder regenerieren kann. Dabei sollte diese Reparatur immer zum Abschluss kommen, denn nur so klingt eine Entzündung wirklich ab.
Um Ihren Körper bei diesem Prozess zu unterstützen, sollten Sie die Symptome also nicht dauerhaft durch Medikamente wie NSAR (Ibuprofen) und Kortison »stummschalten«. Vielmehr geht es darum, die Ursache der Entzündung zu erkennen. Je schneller Sie das tun und genau dort ansetzen, umso eher werden Sie eine Veränderung fühlen. Das bedeutet für Sie und Ihren entzündeten Schleimbeutel in der Schulter: Reduzieren Sie nach einer Schonungsphase rechtzeitig die Spannungen in den Muskeln und Faszien. Das unterstützt den Körper dabei, gesunde Zellen zu bilden und in Ruhe seinen Reparaturprozess abzuschließen. So kann der Schleimbeutel heilen und die Entzündung abklingen.

Als weitere Risikofaktoren für eine Schleimbeutelentzündung gelten:

- **Diabetes:** Durch das geschwächte Immunsystem können Entzündungen, auch die des Schleimbeutels, schneller entstehen.
- **Rheuma:** Rheumatoide Arthritis als entzündlich-rheumatische Erkrankung kann auf die Schleimbeutel übergreifen.
- **Gicht:** Diese Stoffwechselerkrankung verursacht häufig Harnsäureablagerungen im Schleimbeutel, die dann Entzündungen auslösen können.
- **Fortgeschrittenes Alter:** Bereits vorgeschädigte Schleimbeutel sind anfälliger für weitere Entzündungen.
- **Verletzungen:** Durch Unfälle oder Stürze, bei denen die Schulter verletzt wurde, können Entzündungen resultieren (besonders auch durch Infektionen mit Bakterien).

Diese Beobachtungen können richtig sein, was das zeitgleiche Auftreten betrifft. Oft werden aber unserer Erfahrung nach irrtümlicherweise kausale Zusammenhänge vermutet. Später werden Sie nachvollziehen, dass die Logik der Schmerzentstehung viel einfacher ist, als herkömmlich angenommen.

So oder so: Einseitige Bewegungen sind und bleiben ein häufiges Problem, denn sie sorgen dafür, dass Muskeln und Faszien verhärten und unelastisch werden, das erhöht den Druck auf verschiedene Körperstrukturen, zwischen denen der Schleimbeutel liegt und er leidet. Beugen Sie deshalb vor – am besten mit unseren Übungen ab **Seite 74**.

Die Diagnose

Bei der Diagnose wird der Arzt Sie zuerst befragen (Anamnese). Dabei spielt Ihre Krankheitsgeschichte mit Vor- und Grunderkrankungen eine wichtige Rolle. Schildern Sie ihm auch, bei welchen körperlichen Belastungen der Schmerz auftritt. So kann er besser einschätzen, ob Sie an einer Bursitis leiden.

Anschließend wird der Arzt Sie untersuchen und Ihren Schulterbereich abtasten. Bei einer Entzündung ist der Schleimbeutel mit Flüssigkeit gefüllt und durch die Schwellung gut fühlbar. Dafür spricht auch gerötete und überwärmte Haut im Bereich des Schleimbeutels. Schmerzt es Sie nicht zu sehr, wird die Beweglichkeit Ihrer Schulter eingehend überprüft.

Für eine noch präzisere Diagnose bietet sich außerdem eine Ultraschalluntersuchung an. So können verdickte Ränder am Schleimbeutel erkennbar werden, die auf eine bereits länger bestehende Entzündung hindeuten.

Ein Röntgenbild und ein MRT (Magnetresonanztomografie) sind nach einem Unfall oder Sturz sinnvoll, um mögliche Knochenbrüche auszuschließen. Mit diesen bildgebenden Verfahren können auch Kalkablagerungen im Schulterbereich (unscharfe, milchige Struktur) erkannt und damit eine Kalkschulter diagnostiziert werden.[33]

Bei Verdacht auf eine bakterielle Entzündung, eine Stoffwechselerkrankung oder Diabetes kann zudem eine Blutuntersuchung sinnvoll sein, um die Entzündungswerte und weitere Parameter zu kontrollieren.

Eine weitere Maßnahme zur Diagnose ist die Punktion. Hierbei saugt der Arzt etwas Flüssigkeit aus dem Schleimbeutel ab und untersucht sie auf Bakterien. Ist die Flüssigkeit eitrig, könnte eine bakterielle Entzündung vorliegen. Blut dagegen weist auf eine starke frühere Reizung oder Verletzung hin. Klare Flüssigkeit spricht für eine akute oder chronische Entzündung ohne die Beteiligung von Bakterien.[34]
Positive Nebenwirkung: Die entnommene Flüssigkeit reduziert bestehenden Druck im Schleimbeutel, was die Beschwerden meist lindert – aber nur kurzfristig, da die Ursache, der zu hohe Druck, dadurch nicht behoben ist.

WICHTIG

Im akuten Stadium der Entzündung sollten Sie Ihre Schulter schonen – aber anders als Sie vermuten. Denn Schonen im Sinne von Ruhigstellen verlängert unserer Erfahrung nach den Heilungs- und Reparaturprozess beträchtlich. Beginnen Sie also so früh wie möglich mit unseren Liebscher & Bracht-Übungen, sonst können sich Reizung und Entzündung wieder verschlimmern. Nach Abklingen der akuten Entzündung sollten Sie dagegen regelmäßig üben, um eine Einsteifung Ihrer Schulter zu verhindern. Fragen Sie im Zweifelsfall Ihren Arzt oder Therapeuten, wann der richtige Zeitpunkt gekommen ist.

SCHULTERARTHROSE

Als Schulterarthrose (Omarthrose) bezeichnet man den fortlaufenden Verschleiß des Knorpels im Schultergelenk. Im Vergleich zu Knie- und Hüftarthrose ist diese Form eher selten: Die Schultern sind keine gewichtstragenden Gelenke, daher ist die Belastung geringer als in den unteren Extremitäten – ein Grund, warum Schulterarthrose meist erst im hohen Alter auftritt. So argumentiert zumindest die herkömmliche Medizin. Nach der Auffassung von Liebscher & Bracht ist das aber fraglich. Denn beispielsweise das Sattelgelenk entwickelt sehr häufig Arthrose, trägt aber null Körpergewicht.
Im fortgeschrittenen Stadium haben Betroffene oft Schmerzen und Bewegungseinschränkungen. Wie oft ist aber fraglich. Denn auch hier gibt es viele Ungereimtheiten. Man weiß zum Beispiel, dass viele Patienten mit Arthrose keine Schmerzen haben und Patienten mit starken Schmerzen keinerlei Arthrose. Unserer Auffassung nach ist das nur dadurch zu erklären, dass zwischen Arthrose und Schmerzen in den meisten Fällen keine Kausalität vorliegt, sondern nur Koinzidenz. Das bedeutet, dass die Zustände Schmerz und Arthrose nur simultan, also gleichzeitig vorliegen.
Aber werfen wir zunächst einen Blick darauf, wie Arthrose überhaupt entsteht: Im gesunden Gelenk sind die gelenkbildenden Knochen mit einer elastischen Knorpelschicht überzogen, die als Puffer fungiert. So reibt, im Fall der Schulter, der Oberarmkopf nicht

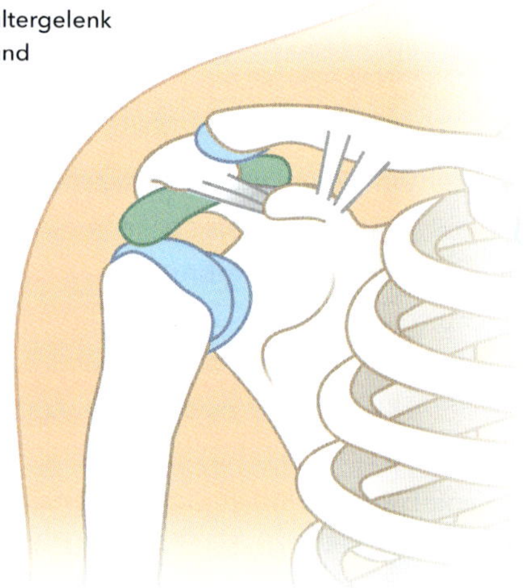

Die Knorpelschicht ist intakt und ermöglicht ein schmerzfreies Gleiten des Humeruskopfes in der Gelenkpfanne.

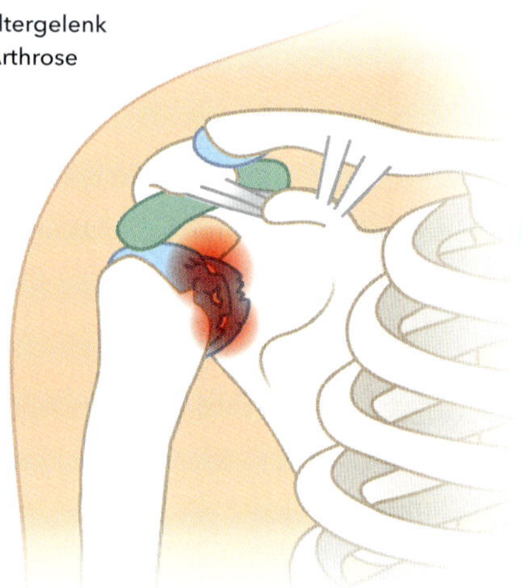

Bei Omarthose verschleißt der Gelenkknorpel. Zunächst entstehen Risse, später liegen Teile des Knochens frei.

direkt am Schulterblatt und die Bewegungen verlaufen geschmeidig und schmerzfrei. Bei Schultergelenksarthrose geht der Gelenkknorpel immer stärker verloren, sodass die Gelenkflächen irgendwann ungeschützt aufeinanderreiben.

Wie kommt es dazu? Knorpelgewebe in Gelenken ernährt sich über Diffusion. Weil die Knorpelmasse nicht durchblutet ist, braucht sie ein Wechselspiel aus Druck und Entlastung. Physiologischer, also normaler Druck im Gelenk presst alte Flüssigkeit aus dem Knorpel aus und Entlastung lässt frische Nährstoffe nachfließen. Lastet dauerhaft ein zu hoher Druck auf den Gelenkflächen in der Schulter, funktioniert dieses Wechselspiel nicht mehr, da die Entlastung nicht mehr vollständig auftritt. Das ist der Anfang eines zerstörenden Negativkreislaufs. Der zu hohe Druck erhöht den Verschleiß wie in einem Mörser, in den der Stößel beim Bewegen fest hineingedrückt wird. Der Körper projiziert Schmerz in das Gelenk, weil die Rezeptoren aus der Gelenkumgebung zu hohen Druck melden, und er verhindern möchte, dass das Gelenk geschädigt wird. Dieser Schmerz führt dazu, dass das Gelenk noch weniger bewegt wird als sowieso schon. In der Folge vermindert sich

BEGRIFFSKLÄRUNG

Neben dem großen Schulterhauptgelenk bilden Schlüsselbein und Schulterdach das kleinere Schultereckgelenk. Das andere Ende vom Schlüsselbein setzt am Brustbein an und bildet dort ein weiteres, kleineres Gelenk: das Brustbein-Schlüsselbein-Gelenk. Alle drei Gelenke können vom Knorpelverschleiß, also der Arthrose, betroffen sein. Wenn wir von Omarthrose sprechen, meinen wir das größere Schulterhauptgelenk.

die ohnehin schon zu geringe Ernährung noch einmal mehr.

Aus dieser Falle gibt es kein Entkommen – es sei denn, die grundlegende Ursache, also die zu hohe Spannung der Muskeln und Faszien, wird wieder normalisiert. Geschieht dies nicht, wird die Knorpelschicht zunehmend unterversorgt. An den Knochen bilden sich als Notmaßnahme Auswüchse (Osteophyten), die den Druck besser verteilen sollen. Außerdem können Fehlstellungen im Schultergelenk immer weiter zunehmen.

Typischerweise äußern sich Beschwerden bei Belastung des Gelenks, anfangs vor allem bei der Außenrotation oder beim Liegen auf der Schulter. Eher im fortgeschrittenen Stadium kommt der sogenannte Ruhe- oder Nachtschmerz dazu.

Ein weiteres typisches Symptom ist die Bewegungseinschränkung bis hin zur Gelenksteifigkeit. Sie rührt daher, dass sich an Gelenkpfanne und Humeruskopf, wie eben schon erwähnt, Knochenauswüchse (Osteophyten) bilden, die den erhöhten Gelenkdruck großflächiger verteilen sollen. Ebenso kann es zu Schwellungen, Rötungen und Entzündungen im Schultergelenk kommen.

Doch die genannten Symptome und auch die Schmerzen müssen nicht zwingend auftreten.[35] Die Schulterarthrose kann auch stumm sein. Dann ist auf dem Röntgenbild zwar ein Knorpelschaden sichtbar, die betroffene Person hat aber keinerlei Schmerzen. In diesem Fall ist die zu hohe Muskelspannung rund um das Gelenk gleichmäßig so verteilt, dass kein Schmerz entsteht. Genauso kann auf der anderen Seite jemand einige der Symptome bis hin zu stärksten Schmerzen haben, ohne dass eine Omarthrose vorliegt. Das erklären wir so, dass die zu hohen Spannungen so ungleich verteilt sind, dass deswegen der Körper mit Schmerzen reagiert.

Risikofaktoren für Omarthrose

Zunächst einmal wollen wir betonen: In der herkömmlichen Medizin ist die Entstehung von Omarthrose bisher nicht abschließend geklärt.[36] Sie erklärt das Auftreten von Arthrose beispielsweise mit bestimmten genetischen Voraussetzungen[37], die Veränderungen im biophysikalischen Gleichgewicht des Knorpelgewebes begünstigen, was entzündliche

Prozesse fördern könnte. Untersuchungen zeigen aber genauso, dass Umwelteinflüsse und unser Verhalten, besonders unser tägliches Bewegungsprofil, ebenfalls eine wichtige Rolle bei der Entstehung von Arthrose spielen. Beide haben einen viel größeren Einfluss auf unsere Gene, als viele vermuten, und damit auch darauf, ob Risikogene aktiv werden oder nicht.[38]

Was man heutztage außerdem weiß: Verletzungen am Oberarmknochen, am Humeruskopf und in der Rotatorenmanschette können langfristig zum Knorpelverschleiß führen.[39] Letztendlich sagen wir von Liebscher & Bracht aber, dass nach solchen Verletzungen Schutzspannungen in den Muskeln entstehen, die zu den ohnehin schon überhöhten Spannungen der Muskeln und Faszien noch hinzukommen. In diesem Fall spricht man von einer sekundären Arthrose.

SCHULTER-ARM-SYNDROM

Das Schulter-Arm-Syndrom (auch: Zervikobrachialgie) ist keine klar abgrenzbare Erkrankung oder Verletzung. Vielmehr versteht man darunter einen Komplex an unterschiedlichen Symptomen rund um den Nacken, die Schultern und die Arme.

Oft treten Schmerzen an verschiedenen Stellen des Körpers auf – manchmal zur gleichen Zeit, mitunter aber auch abwechselnd und abhängig von bestimmten Bewegungen im Alltag. Schulterschmerzen gelten hierbei als Leitsymptom. Der Schmerz zieht bei vielen Menschen in den Oberarm und macht es schwer, den Arm über den Kopf zu heben oder bestimmte Rotationsbewegungen auszuführen. Oft quält die Schulter auch nachts. Weitere Symptome des Schulter-Arm-Syndroms können Nackenschmerzen oder Muskelverhärtungen rund um die Halswirbelsäule bis hin zu einem steifen Nacken sein, außerdem Kopfschmerzen, eventuell begleitet von Seh- und Gleichgewichtsstörungen, Armschmerzen, einem Taubheitsgefühl und Schmerzen in der Hand sowie einem Ziehen oder Kribbeln in den Fingern.[40] All diese Symptome können nach Liebscher & Bracht Auswirkungen einer zu hohen Spannung von Muskeln und Faszien sein.

RED-FLAGS

Bei zusätzlichem Fieber oder motorischen und neurologischen Ausfällen solltest du unbedingt eine Spezial-Praxis aufsuchen, um ernste Erkrankungen auszuschließen – am besten einen Arzt, der die Ausbildung in der Schmerztherapie nach Liebscher & Bracht absolviert hat.

Mögliche Ursachen

Nach der herkömmlichen Medizin können unterschiedliche Erkrankungen an der Halswirbelsäule, an den Schultern und an den Armen zum Schulter-Arm-Syndrom führen[41] –

degenerative Erkrankungen wie Schulterarthrose **(siehe Seite 27 ff.)** und Bandscheibenvorfälle[42] ebenso wie Krankheiten wie Rheuma oder Schilddrüsenprobleme. Unserer Meinung nach sind jedoch in den meisten Fällen Muskeldysbalancen, eine zu hohe muskulär-fasziale Spannung und muskuläre Verhärtungen für das Syndrom verantwortlich[42] – insbesondere rund um das Schultergelenk, aber auch an der Halswirbelsäule.[43] Knotige, schmerzende Verspannungen, eine zu hohe Spannung in den Faszien oder ein muskuläres Ungleichgewicht können Strukturen an der Halswirbelsäule einengen, auf Nerven drücken und Schmerzen verursachen, die manchmal bis in die Finger ausstrahlen. Oft finden diese Abklemmungen bzw. Kompressionen von Nerven und Gefäßen aber auch im Bereich zwischen Halswirbelsäule und Schulter statt, also im Bereich des seitlichen Nackens. Überschreiten diese Spannungen oder Dysbalancen ein bestimmtes Maß, haben sie auch Effekte auf die Wirbelkörper und die Bandscheiben. Denn die Faszien verbinden alle Strukturen im Körper miteinander. Im schlimmsten Fall können die Bandscheiben die einwirkende Kraft nicht mehr abdämpfen, sodass sich der innenliegende Gallertkern gegen den äußeren Ring drückt. Dadurch kommt es zunächst nur zu einer Vorwölbung der Bandscheiben (Bandscheibenprotrusion). Bleiben Fehlhaltung oder Fehlstellung jedoch weiterhin bestehen, kann der Faserring der Belastung irgendwann nicht mehr standhalten und reißt ein. In der Folge schiebt sich die gallertartige Masse des Kerns in den Zwischenraum der Wirbelkörper und es kommt zu einem Bandscheibenvorfall.

»WUNDERWERK« BANDSCHEIBEN

Unsere Wirbelsäule besteht aus 24 freien Wirbeln, die in der Längsachse von zwei Bändern stabilisiert werden. Das vordere ist fest mit den Wirbelkörpern verbunden, das hintere mit den Bandscheiben. 23 von diesen finden sich in der Wirbelsäule, sechs davon in der Halswirbelsäule. Sie wirken wie Stoßdämpfer, die Erschütterungen abfedern und im gesunden Zustand die Zugkraft der Muskeln umleiten.

Bandscheiben sind außen robust und innen elastisch. Ihre äußere Schicht bildet ein knorpeliger Faserring, der die Verbindung zu den Wirbelkörpern herstellt. Im Kern liegt eine gallertartige Masse, die zum größten Teil aus Wasser besteht und für deren Nährstoffversorgung eine ausgewogene Bewegung das A und O ist. Denn bei der Ernährung des Bandscheibengewebes greift das Schwammprinzip: Kommt Druck auf die Bandscheibe, wird Flüssigkeit aus dem elastischen Kern gepresst. Bei Entlastung saugt sich der Gallertkern wieder mit neuer – im Idealfall nährstoffreicher – Flüssigkeit voll. Auf das richtige Verhältnis zwischen Be- und Entlastung kommt es also an.

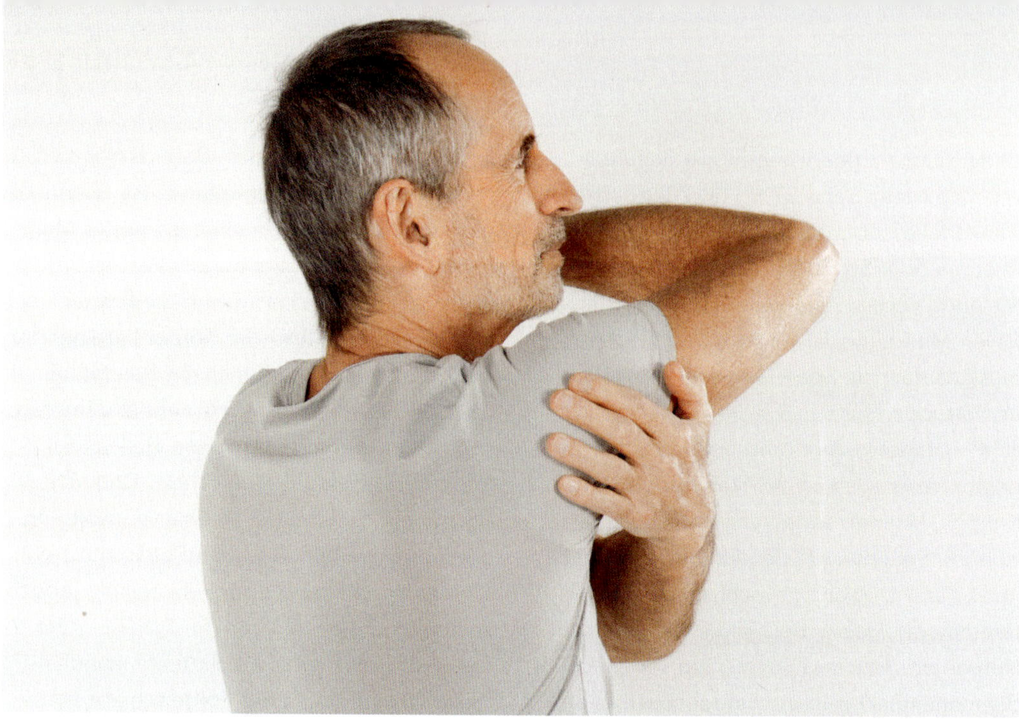

WIE SCHULTERSCHMERZEN WIRKLICH ENTSTEHEN

Der Bereich rund um die Schultern und den Nacken ist die am zweithäufigsten von chronischen Schmerzen betroffene Region des menschlichen Körpers — Tendenz steigend.[44] Woran liegt das? Aus unserer Sicht vor allem an überspannten Muskeln und Faszien rund um die Schultergelenke.

In den meisten Fällen entsteht das muskulär-fasziale Ungleichgewicht durch mangelnde Bewegung im Alltag – und insbesondere durch stundenlanges Sitzen im Beruf und in der Freizeit. Auf unseren Bewegungsapparat wirken dadurch einseitige Belastungen, die sich von denjenigen im Stehen, Gehen oder Hocken grundsätzlich unterscheiden. Das Problem daran: Für dieses »moderne« Beanspruchungsprofil ist unser Körper nicht gemacht.

PROBLEM NUMMER 1: SITZEN

Viele Menschen **belasten** ihre Schulter **einseitig**, ohne es zu merken. Wie das? Ein Großteil der heutigen Berufe wird überwiegend im Sitzen ausgeübt, denn im modernen Büroalltag verbringen wir sehr viel Zeit am Schreibtisch, und das ziemlich wahrscheinlich häufig in einer nach vorn gebeugten Haltung. Dadurch krümmt sich die Brustwirbelsäule nach hinten, der Nacken ist überstreckt und die Schultern ziehen permanent nach vorn und rotieren nach innen. Mediziner sprechen hier von einer »hyperkyphotischen Fehlhaltung der Brustwirbelsäule«, und diese wiederum kann von dauerhaften Schulter-Nacken-Schmerzen bis hin zum Impingement-Syndrom **(siehe Seite 17 ff.)** Spuren im Schulterbereich hinterlassen.[45] Mehrere Studien belegen den Zusammenhang zwischen schlaffer Sitzposition und eingeschränkter Mobilität des Schultergelenks.[46]

Dazu kommt noch, dass wir am Schreibtisch die Arme die meiste Zeit über nach vorn zur Tastatur strecken und die Ellbogen aufstützen. Die oben beschriebenen Effekte werden also noch durch unsere Armhaltung verstärkt. Meist halten wir die Arme nach vorn unten und haben sie einwärts rotiert. Auch das führt langfristig zu einer immobilen Schulter. Genauso treten in der Folge häufig Nackenschmerzen und Kopfweh auf. In der sitzenden Haltung mit angewinkelten Armen wird außerdem der Oberarmknochen ständig nach oben geschoben. Dadurch »verkürzen« sich die Muskeln rund um unsere Schultergelenke und die zugehörigen Faszien verfilzen und werden unnachgiebig.

Um den immensen Zugkräften im gesamten Schulterbereich entgegenzuwirken, wäre dringend Ausgleich nötig – zum Beispiel durch Armbewegungen in alle möglichen Richtungen. Doch genau daran mangelt es, denn nicht nur beim Arbeiten, sondern bei fast allen Aktivitäten und Ruhephasen unseres Alltags halten wir die Arme vor dem Körper: am Computer, beim Essen, beim Auto- oder Fahrradfahren und sogar nachts im Schlaf. Das Schultergelenk befindet sich also die meiste Zeit in derselben Position. Das Bewegungspotenzial unserer Schultern nutzen wir dadurch definitiv nur zu einem Bruchteil. Und so fixieren sich die Verhärtungen, Verspannungen und »Verkürzungen« im Laufe der Zeit – mit spürbaren Folgen: »Verkürzte« Muskeln können beispielsweise den Oberarmkopf irgendwann nicht mehr im Gelenk zentrieren. Der Knochen »wandert« immer weiter nach oben und kann Sehnenansätze sowie Schleimbeutel an das Schulterdach drücken. In der Schulter wird es schlichtweg zu eng, erst recht wenn sich der Schleimbeutel entzündet und noch mehr Platz fordert. Die Folge: Impingement-Syndrom. Ganz ähnlich liegen die Dinge bei der Kalkschulter **(siehe Seite 20 ff.)**. Zwar steht fest, dass größere Kalkdepots die Gleitfähigkeit der Rotatorenmanschette unter dem Schulterdach einschränken können.[47] Allerdings

ist der Kalk oft eine Folge degenerativer Prozesse in der Schulter, nicht deren Ursache. Bewegen wir unsere Schultern zu wenig, kann sich dort Kalk einlagern – als Begleiterscheinung eines muskulär-faszialen Ungleichgewichts und zu geringer Durchblutung. Auch alle anderen Schulterbeschwerden werden durch einseitige und mangelnde Bewegung (mit) verursacht.
Die Krux bei all dem: Je einseitiger wir uns bewegen und je länger dieser Zustand andauert, umso stärker sind die Schmerzen. Je stärker jedoch die Schmerzen ausfallen, umso weniger bewegen wir uns. Mit unseren Liebscher & Bracht-Übungen wollen wir Ihnen helfen, diesen Teufelskreis zu durchbrechen. Welche Möglichkeiten Sie haben, zeigen wir Ihnen ab **Seite 74**.

VERKÜRZTE MUSKELN

Der Ausdruck »kürzer werden« bedeutet nicht, dass ein Stück des Muskels oder der Faszie verloren geht, so als ob man einfach ein Stück davon abschneiden würde. Er verdeutlicht aber bildlich, was passiert, wenn sie zu angespannt beziehungsweise stark verfilzt sind. Weil die muskulär-fasziale Struktur dann nämlich nicht mehr so schnell nachgeben kann, wirkt sie, als wäre sie zu kurz, um die ihnen zugedachte Aufgabe zu erfüllen.

SCHMERZ ALS ALARM

Was bleibt, ist die Frage, wie Verkürzungen und Verspannungen überhaupt zu all diesen gemeinen Schulterschmerzen führen, von denen auf den vorangegangenen Seiten die Rede war.
Überall dort, wo an den Knochen Muskelsehnen entspringen oder ansetzen, sitzen bestimmte Rezeptoren in der Knochenhaut – über sie werden wir gleich noch sprechen. Eine große Zahl solcher Rezeptoren finden sich auch im gesamten Bereich der Schulter, in den Muskeln und den Faszien dort. Sie sind ständig damit beschäftigt, die Spannungs- und Zugverhältnisse rund um die Schulter zu messen und diese Informationen an das Gehirn weiterzuleiten. Nach unserem Schmerzentstehungsmodell werden die Daten im Gehirn abgeglichen und es wird berechnet, welche Konsequenzen sich daraus für die Knorpel, Sehnen und Kapseln ergeben. Ergeben die Berechnungen beispielsweise, dass der durch die Belastung zu erwartende Verschleiß der Gelenkknorpel derart groß ist, dass die Reparatur nicht mehr mitkommt, der Knorpel also immer weiter abbauen würde, schaltet der Körper den von uns so getauften Alarmschmerz. Er ist für uns von Liebscher & Bracht die Sprache des Körpers, dass wir dringend etwas verändern müssen, um das überlastete Gelenk zu schützen. Der Alarmschmerz ist sozusagen ein Warnsystem unseres Gehirns und stoppt die potenziell gefährdenden Bewegungen.

Natürlich sind Schulterschmerzen sehr unangenehm und schränken uns im Alltag stark ein. Doch sehr viel gefährlicher wäre es, würden Verschleiß, Knorpel- und Knochenschäden schmerzfrei auftreten und man nichts davon mitbekäme. Sie sollten den Alarmschmerz des Körpers daher nicht ignorieren oder versuchen, ihn durch Schmerzmittel und andere Maßnahmen zu verschleiern und unfühlbar zu machen. Denn er weist Sie darauf hin, dass Sie nicht so weitermachen dürfen wie bisher. Es ist wie mit der Ölkontrollleuchte im Auto: Kein Mensch käme auf die Idee, dieses Alarmsignal mit Klebeband zu verdecken oder mit dem Hammer kaputt zu schlagen, damit es ihn nicht weiter nervt und stört. Jeder weiß: Wenn man diesen Alarm, der anzeigt, dass zu wenig Öl im Motor ist, ignoriert oder unterdrückt, kann es bald zum Kolbenfresser kommen und der Motor geht kaputt. Deshalb wird man möglichst rasch an einer Tankstelle anhalten, um Öl nachzufüllen. Warum gehen viele mit ihrem Auto sensibler um als mit ihrem Körper? Der einzige nachvollziehbare Grund ist: Sie wissen nicht, dass der Schmerz ihnen etwas mitteilen, sie alarmieren und sie warnen möchte. Hören Sie also auf die Sprache Ihres Körpers! Schulterschmerzen sind eine Handlungsanweisung, die zu hohe Spannung der Muskulatur und Faszien abzubauen und ihren Tonus wieder zu normalisieren, damit die Körperstruktur im Bereich der Schulter nicht geschädigt wird oder bereits bestehende Schädigungen nicht noch größer werden.

Alarmschmerzen und Überlastungsschmerzen

Neben den Alarmschmerzen gibt es auch die Überlastungsschmerzen. Wie der Name erahnen lässt, entstehen sie, wenn sich die Muskeln überlastet fühlen. Das äußert sich in einem brennenden Schmerz. Stellen Sie sich vor, Sie würden mit ausgestreckten Armen ein Gewicht halten: Eine Zeit lang spüren Sie vermutlich nichts, aber irgendwann brennt die Schulter schließlich so stark, dass Sie den Arm sinken lassen müssen. Auch wenn sich das Brennen anfühlt wie eine Entzündung, ist es doch »nur« eine Überlastung der Muskulatur. Daher hört es sofort auf zu schmerzen, wenn Sie das Gewicht loslassen.

Oftmals handelt es sich bei Schulterschmerzen um ein Zusammenspiel von Alarm- und Überlastungsschmerz. Auch hier ist wieder wichtig zu wissen, dass beide nicht von Schädigungen der Struktur oder Erkrankungen im eigentlichen Sinne verursacht werden. Ihr Alltag ist vielmehr wahrscheinlich einfach so wenig schulterfreundlich, dass Ihre Schultern deswegen dauerhaft unter starker Spannung stehen. Ihren Muskeln und Gelenken fehlt die extreme Beugung, die Überstreckung sowie das seitliche Beugen und Drehen – kurzum: Der Bewegungsradius, für den sie konzipiert sind, wird einfach nicht ausgeschöpft. Unserer Einschätzung nach nutzen wir unser Schultergelenk nur zu weniger als 20 Prozent.

Genau diese fehlenden Bewegungen und Beweglichkeiten sind es daher im Gegenzug, mit denen sich langes tägliches Sitzen beziehungsweise zu einseitige Bewegungsabläufe in den Schultern ausgleichen lassen. Sie sorgen dafür, dass Muskeln und Faszien wieder nachgiebiger werden, und sind damit für die Schultermuskulatur Entspannung pur.

Wie hoch die muskulär-faszialen Spannungen im Schulterbereich ausfallen, haben Sie zu einem gewissen Anteil selbst in der Hand. Denn der große Einfluss von Muskeln und Faszien auf die Gesundheit der Schultern bietet auch einen Riesenvorteil: Sie können zu Ihrem eigenen Therapeuten werden. Wenn Sie einseitige Bewegungsmuster ausgleichen und vielfältige Gelenkwinkel nutzen, wird es Ihnen Ihre Schulter mit voller Mobilität und dauerhafter Schmerzfreiheit danken. Probieren Sie es einfach aus und starten Sie noch heute mit unseren speziellen Liebscher & Bracht-Übungen ab **Seite 74**. Mit jedem Tag, an dem Sie nichts gegen die Verkürzungen unternehmen, werden diese intensiver – und die Zugspannung dementsprechend größer.

SCHMERZEN MÜSSEN NICHT SEIN

Wir erleben bei unseren Patienten seit Jahren, dass Alarm- und Überlastungsschmerz völlig unabhängig vom Zustand der Schulterknochen- und -gelenke sind – genauso wie wir immer wieder erleben, dass sich Schulterschmerzen in Luft auflösen, sobald man die zu große Spannung der verantwortlichen Muskeln und Faszien mindert. In dem Moment, in dem die zu große Zugkraft nachlässt, müssen die Gegenspieler weniger ziehen und die Belastung der Schultern sinkt unter die Intensität, die etwas schädigen könnte. Die Rezeptoren melden dem Gehirn daraufhin, dass wieder alles in Ordnung ist, woraufhin dieses den Alarmschmerz abschaltet.

Unsere Erfahrung zeigt, dass Schulterschmerzen, unabhängig davon, ob eine Schädigung der Struktur vorliegt oder nicht, schnell nachlassen, wenn zu hohe Spannungen beseitigt werden. Und dabei spielt es keine Rolle, ob die Schmerzen gerade das erste Mal aufgetreten sind oder ob sie Sie schon seit ein paar Wochen, Monaten, vielleicht sogar schon seit Jahren »chronisch« quälen.

Schädigungsschmerzen dagegen – ausgelöst durch Verschleiß – sind uns in unserer Praxis so gut wie nie begegnet. Es gibt sicher Einzelfälle, in denen die Struktur so kaputt ist, dass sie Schmerzen verursacht, sodass es nicht einmal mehr hilft, die zu großen Zugspannungen, die die Zerstörung bewirkt haben, wegzunehmen, um die Situation vollständig zu entspannen. Aber diese Fälle sind sehr, sehr selten. Und der Versuch lohnt trotzdem, denn oft haben unsere Übungen die Schmerzen trotzdem zumindest teilweise wegnehmen können.

Unserer Erfahrung nach sind die meisten Schulterschmerzen unspezifisch. Das bedeutet, dass an der Struktur mittels der bildgebenden Verfahren keine Schäden zu erkennen sind. Und selbst wenn Schäden vorliegen, haben diese meist mit den Schmerzen nichts zu tun. Das bedeutet, dass bei der überwältigenden Mehrzahl der Patienten die Schulterschmerzen ohne größere Probleme beseitigt werden können – auf Dauer. Und das einfach dadurch, indem man die zu hohe Spannung beseitigt, beziehungsweise auf das normale Maß zurückführt.

Bewegung hält geschmeidig

Viele Menschen neigen dazu, sich bei Schmerzen zu schonen. Dabei ist es leider ganz und gar nicht so, dass dies den Verschleiß in irgendeiner Weise aufhalten würde. Das Gegenteil ist der Fall! Im Englischen gibt es dafür die perfekte Redewendung: Use it or lose it. Benutze es oder verliere es.
Im Alltag benutzen wir schätzungsweise gerade mal maximal 20 Prozent der möglichen Bewegungswinkel. Unsere Schultern machen da keine Ausnahme. Die nutzbaren Gelenkwinkel werden immer kleiner, Bewegungseinschränkungen nehmen ebenso zu wie die Belastung des dazwischenliegenden Gelenks, das die Kräfte übertragen muss. Man könnte meinen, der Körper würde merken, wenn ihm eine Haltung nicht guttut. Aber wie es so ist: Je öfter Sie eine Bewegung machen und eine bestimmte Position einnehmen, desto fester verankert sie sich als Bewegungsmuster in Ihrem Gehirn. Wo am Anfang nur ein Trampelpfad ist, entsteht mit der Zeit erst ein schmaler Weg, dann eine breitere Straße und schließlich eine vielspurige Autobahn. Das gilt leider nicht nur für gute Gewohnheiten, sondern auch für falsche. Die Folge sind irgendwann Schmerzen und Verschleiß.
Wenn Sie Ihren Schultern regelmäßig alle Bewegungen – alle Winkelpositionen – abverlangen, zu denen sie fähig sind (und Sie somit immer wieder üben), sind sie maximal beweglich und der normale, physiologische Verschleiß wird vom Körper repariert. Genau das ist unser Ziel: Ihre Schulterschmerzen dauerhaft zu beseitigen. Dafür ist es wichtig, dass Sie die einseitigen Bewegungsmuster, die zu den Schmerzen geführt haben, konsequent ausgleichen und damit die Ursachen ein für alle Mal beseitigen.
Weil wir wissen, dass unser moderner Alltag bei vielen Menschen monotone Bewegungsprofile fördert und eine konsequente Änderung dieser Routinen selten zulässt, haben wir spezielle Übungen entwickelt, die den muskulär-faszialen Engpässen, die im Bereich der Schulter auftreten, also den Verkürzungen, die zu den Schulterschmerzen führen, gezielt entgegenwirken. Ab **Seite 74** zeigen wir Ihnen genau die Liebscher & Bracht-Übungen, die gleichzeitig Dehnung und Kräftigung enthalten, die die Verkürzungen und Überspannungen im Bereich der Schultern gezielt abbauen können. So können Sie Ihre Schmerzen in den Schultern in den eigenen vier Wänden aktiv lindern und Ihre Schultern bis ins hohe Alter so flexibel halten können, wie es die Natur vorgesehen hat.

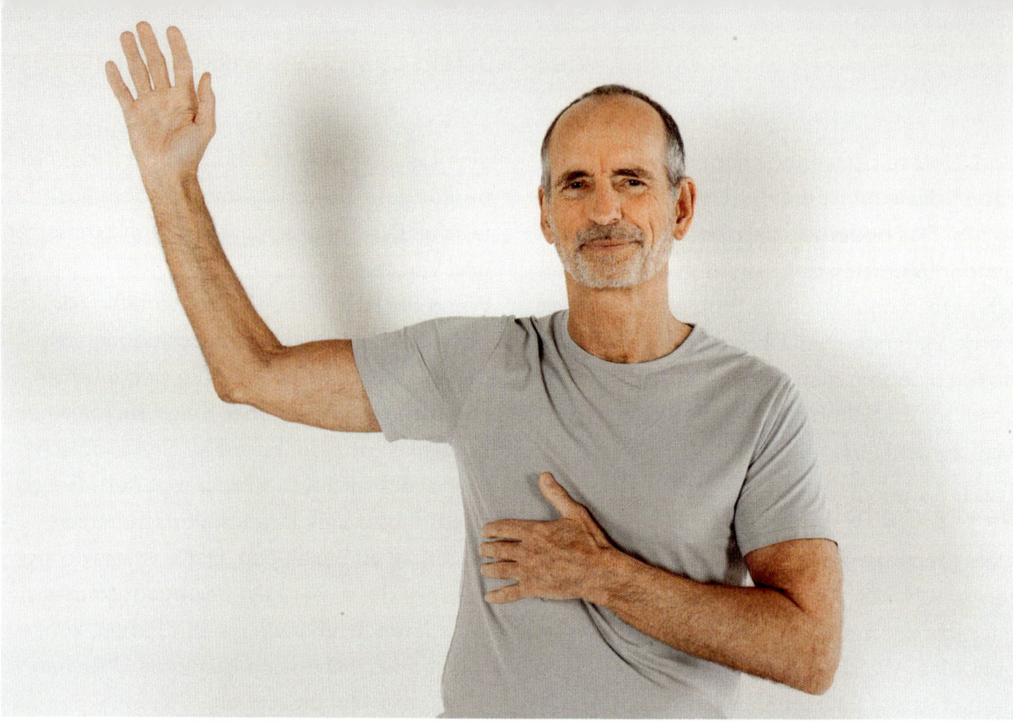

IHR WEG IN DIE SCHMERZFREIHEIT

Patienten mit Schulterschmerzen wissen oft nicht, was ihre Beschwerden verursacht, und versuchen meist erst einmal, ihnen durch Selbstmedikation beizukommen. Selbst wenn sie sich irgendwann entscheiden, zum Arzt zu gehen, gibt es nicht immer eine genaue Diagnose und Erklärung für ihr Krankheitsbild. Manchmal werden dann dieselben Maßnahmen empfohlen, die man ohnehin schon angewendet beziehungsweise probiert hat. Wenn gar nichts hilft, wird vielleicht die Dosis der Schmerzmittel erhöht oder es werden stärkere Medikamente verschrieben. Der mögliche Beginn einer gefährlichen Spirale, da zu viele Schmerzmittel an anderer Stelle Schaden anrichten oder selbst wieder Schmerzen wie Kopfweh, auslösen können. Vieles, das kurzfristig zu helfen scheint, entpuppt sich also auf lange Sicht als uneffektiv, mitunter sogar als schädlich für den Körper. Ganz zu schweigen von unserer Einschätzung, dass ungefähr 90 Prozent der Operationen unnötig sind und oft mehr Schaden anrichten als zu helfen. Diese Einschätzung teilen zum Glück auch immer mehr Krankenkassen.

DIE SCHMERZTHERAPIE NACH LIEBSCHER & BRACHT

Seit Mitte der 1980er-Jahre erforschen wir gemeinsam das Thema Schmerzen. Wir haben es geschafft, eine neue Therapie zu entwickeln, die Patienten auf natürliche Weise und ohne Schmerzmittel oder Operationen dauerhaft von ihren Schmerzen befreien kann. Unser Ziel war und ist es, dass möglichst alle Menschen ein schmerzfreies, gesundes Leben in voller Beweglichkeit bis ins hohe Alter führen können.

Mittlerweile dürfen wir immer mehr dazu beitragen, das Verständnis für die Schmerzen im menschlichen Körper, ihre Funktion und Aufgabe und natürlich die »Heilung« der meisten dieser Schmerzen voranzubringen – mit unserer biologisch-natürlichen Vorgehensweise, die keinerlei negative Nebenwirkungen hat, dafür aber sehr viele positive.

Früher kamen viele Patienten nur deshalb zu uns, weil sie keine andere Möglichkeit mehr sahen, ihre quälenden Schmerzen loszuwerden. Doch sie konnten sich nicht vorstellen, wie das gehen sollte, denn oft lag eine jahrelange Odyssee hinter ihnen, auf der sie »alles« versucht hatten, um sich schließlich damit abfinden zu sollen, dass ihnen nicht zu helfen sei: »Das liegt eben bei Ihnen in der Familie.« »In Ihrem Alter ist da nichts mehr zu machen.« »Bei Ihnen ist das psychisch.« »Bevor Sie nicht 50 Kilo abgenommen haben, kann Ihnen niemand helfen …« Das waren die Aussagen, die verzweifelte Patienten zu uns trieben. Und deshalb glaubten sie auch nicht wirklich daran, dass wir ihnen helfen könnten, weil sie ja über Jahre immer nur gehört hatten, da sei nichts mehr zu machen.

Heute sieht das völlig anders aus. Wir sind mittlerweile sehr bekannt, und zwar vor allem aufgrund der Tatsache, dass wir unsere Patienten von den meisten Schmerzen relativ schnell befreien können – auch von chronischen oder solchen, die aus medizinischer Sicht für nicht therapierbar gehalten werden.

Immer mehr Ärzte, Physiotherapeuten und Heilpraktiker lassen sich bei uns ausbilden, weil ihre Patienten gern mit der Schmerztherapie nach Liebscher & Bracht behandelt werden möchten. Inzwischen therapieren in Deutschland, Österreich und der Schweiz Tausende von uns zertifizierte Ärzte und Therapeuten nach unserer Methode und nutzen unsere Qualitätssicherungsmaßnahmen, um die Therapie nach dem von uns entwickelten Standard durchzuführen.

Diese Anzahl unserer Therapeuten permanent zu erweitern und die Behandlungsqualität immer weiter zu verbessern, ist unsere größte und wichtigste Aufgabe. Wir wollen, dass jeder Schmerzleidende, der nicht selbst schon mit den auf YouTube kostenfrei verfügbaren Übungen beginnen möchte, nicht weit fahren muss, um unsere Therapie ausprobieren zu können, damit er so schnell wie möglich von seinen – meist völlig unnötigen – Leiden befreit werden kann.

UNSERE VISION VON EINEM SCHMERZFREIEN LEBEN FÜR ALLE

Mit diesem Buch möchten wir allen Betroffenen die Möglichkeit geben, sich von ihren Schulterschmerzen selbst zu befreien. Jeder unserer Schmerzratgeber **(siehe Seite 121 f.)** bringt uns der Vision, allen Menschen ein schmerzfreies Leben weitgehend selbstbestimmt zu ermöglichen, ein Stück weit näher. Nach der Lektüre wissen Sie, wie die meisten Schmerzen in den Schultern zustande kommen, wie Sie der Entstehung vorbeugen und sie damit verhindern können, was Sie tun müssen, wenn Schmerzen auftreten, und wie Sie dafür sorgen können, dass Sie dauerhaft davon verschont bleiben. Mithilfe von theoretischem Wissen, ausgefeilten Übungstechniken und praktischen Hilfsmitteln können Sie eigenverantwortlich zu Ihrer lebenslangen Schmerzfreiheit und Gesundheit beitragen. Neben einfachen Körperübungen lernen Sie die Faszien-Rollmassage und die Light-Osteopressur kennen. Dazu haben wir Hilfsmittel zur Eigentherapie entwickelt: das Faszien-Rollmassage-Set, eine Übungsschlaufe, das Drücker-Set, eine Schmerzfrei-Nährstoffkombi und andere Hilfsmittel wie unseren Schulterretter, der auch bei Ihren Schmerzen helfen kann (für den Anfang tun es auch Alternativen aus Ihrem Haushalt, **siehe Seite 63**). Auf unserer Homepage www.liebscher-bracht.com finden Sie viele weitere Infos. Besuchen Sie auch unbedingt unseren YouTube-Kanal mit über 1500 motivierenden Übungsvideos zum »Dranbleiben« **(siehe Seite 122)**. Oder lassen Sie sich von Roland täglich motivieren, in unserer Liebscher-Bracht App eine regelmäßige achtminütige (von Montag bis Samstag) und 30-minütige (sonntags) Übungsroutine einzusteigen, mit der Sie die Chance haben, endlich regelmäßig und systematisch etwas für sich und Ihre lebenslange Schmerzfreiheit und gute Beweglichkeit zu tun und Ihren »inneren Schweinehund« zu überlisten. Zusätzlich finden Sie dort alle Übungen für die zwölf Schmerzbereiche Ihres Körpers in Mitmachlänge, ebenfalls angeleitet, erklärt und vorgemacht von Roland.

SO FUNKTIONIERT UNSERE THERAPIE

Die Schmerztherapie nach Liebscher & Bracht ruht auf zwei bewährten Säulen: auf der Behandlung durch zertifizierte Therapeuten und auf der konsequenten Selbstbehandlung mithilfe unserer Techniken und Übungen.

UNSERE GESCHICHTE

Die Grundlagen unserer neuen Schmerztherapie waren medizinisch-naturheilkundliches und Maschinenbauwissen kombiniert mit lebenslanger Bewegungserfahrung aus der Kampfkunst.

1985 eröffnete ich (Roland) meine erste Wing-Tsun-Kampfkunstschule und erlebte dort immer wieder, dass bei Kursteilnehmern Schmerzen besser wurden oder ganz verschwanden. Laut ärztlicher Diagnose – Arthrose, Bandscheibenvorfall oder Entzündungen – hätten diese Schmerzen aber eigentlich gar nicht beeinflussbar sein dürfen, vor allem nicht durch Bewegungsübungen, von denen meist eher abgeraten wurde. Für mich als studierten Wirtschaftsingenieur der Fachrichtung Maschinenbau, der sein Hobby Kampfkunst zum Beruf gemacht hatte, waren daher diese Schmerzlinderungen ebenso wenig erklärbar und nachvollziehbar wie für Petra als Ärztin für Allgemeinmedizin und Naturheilverfahren oder für andere Ärzte und Physiotherapeuten, die bei mir trainierten.

In den Folgejahren entwickelten Petra und ich aufgrund dieser Erfahrungen ein neues Bewegungssystem gegen Schmerzen, und später durch den Austausch mit auf Schmerztherapie spezialisierten Ärzten und Therapeuten ein manuelles Therapiesystem, das wir Osteopressur tauften. Uns wurde immer klarer, dass die Lehrmeinung der herkömmlichen Medizin und Physiotherapie im Bereich der Entstehung und Behandlung der meisten Schmerzen dringend ergänzt werden musste, da sie offenbar grundlegende Irrtümer enthielt und heute noch enthält. In den folgenden 20 Jahren entstand aus unseren Erkenntnissen ein völlig neues, revolutionäres Schmerzentstehungsmodell. Die daraus resultierende Therapie ist in der Lage, die meisten Schmerzen des Bewegungsapparats ohne Schmerzmittel und OPs auf völlig natürliche Art und Weise zu beseitigen, also im besten Sinne zu heilen. Seit 2007 bilden wir Ärzte aller Fachrichtungen, Physiotherapeuten, Heilpraktiker, Osteopathen und Quereinsteiger in der Schmerztherapie nach Liebscher & Bracht aus (über 15.000 mittlerweile) und verbreiten unser Wissen in Vorträgen, Büchern, TV, Radio, Zeitungen, Übungs- und Erklärvideos auf YouTube (mehr als zwei Millionen Abonennten) und durch Aktivitäten in sozialen Netzwerken (monatlich machen etwa fünf Millionen unsere Übungen gegen Schmerzen). Unser Ziel ist, allen Menschen ein schmerzfreies, selbstbestimmtes Leben zu ermöglichen. Besonderen Wert legen wir darauf, dass die Schmerzleidenden lernen, sich mit unseren Übungen, der Faszien-Rollmassage und der Light-Osteopressur, selbst zu helfen.

Osteopressur: spontaner »Reset« des Schmerzgedächtnisses

Weil es unserer Erfahrung nach so entscheidend ist, die Überspannung der Muskeln und Faszien abzubauen, haben wir die Osteopressur entwickelt. Sie nutzt nach unserem Erklärungsmodell im Körper fest installierte Schaltstellen, sogenannte interstitielle Rezeptoren. Diese befinden sich in der Knochenhaut und registrieren die Bedrohung in bestimmten Bereichen der Schultern durch den Druck, der von den überspannten Muskeln und Faszien ausgeht. Sie leiten diese Information an das Gehirn weiter, das daraufhin Alarmschmerzen genau in die Körperposition oder -bewegung projiziert, die zur Schädigung der Schulter führen würde (**siehe Seite 34 ff.**). Die geschilderten physiologischen Zusammenhänge beruhen auf unseren Erfahrungen und dem daraus entstandenen Schmerzerklärungsmodell.
Bei der Osteopressur nutzen Liebscher & Bracht-Therapeuten die Rezeptoren in der Knochenhaut und ihren direkten Zugang zum Gehirn, wo der Schmerz entsteht. Die Ansteuerungsprogramme im Gehirn, die für die übermäßige Spannung der Muskeln sorgen, werden durch gezieltes Drücken der Rezeptorstellen sozusagen »auf die Werkseinstel-

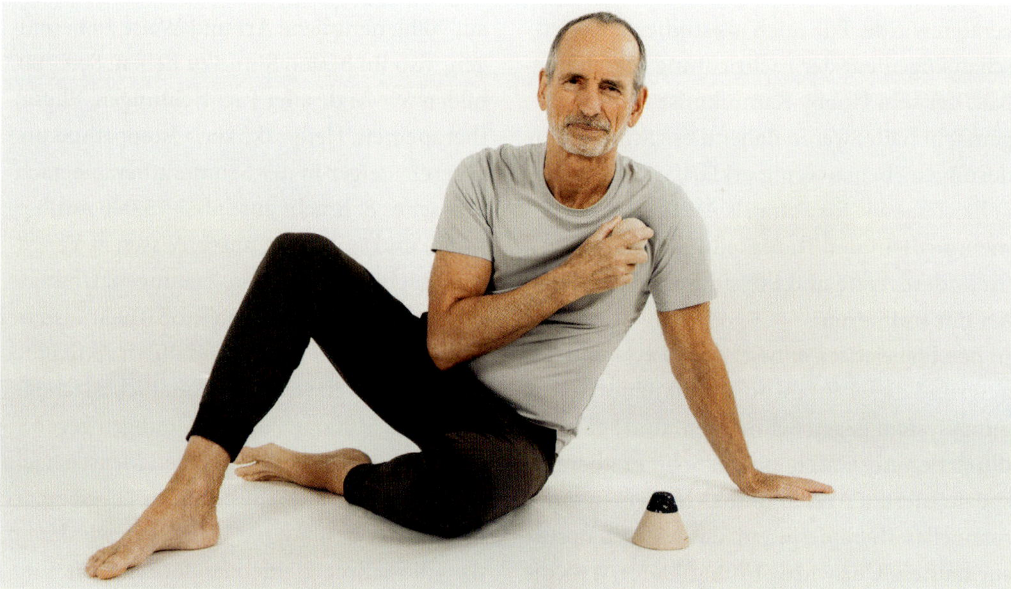

Durch das gezielte Drücken bestimmter Knochenpunkte lassen sich akute Schmerzzustände selbstständig lindern. In den meisten Fällen kann so innerhalb weniger Minuten eine erste Linderung der Schmerzen bewirkt werden.

lungen zurückgesetzt«. Man kann vereinfacht von einem Reset sprechen.
Der Körper reagiert auf diesen »Knopfdruck« sofort: Die zu hohen Spannungen lassen deutlich nach, bis sie das vom Körper empfundene Normalniveau erreicht haben. Je nachdem, wie stark der Verschleiß fortgeschritten ist, kann der Körper langfristig Schäden auch regenerieren – das braucht natürlich je nach Intensität der Schädigung mehr Zeit. Aber der Schmerz ist auf jeden Fall meist schon nach der ersten Behandlung stark gemindert, was ein Beweis dafür ist, dass unserer Erfahrung nach diese durch die Osteopressur erreichte Schmerzreduzierung dauerhaft gehalten und noch weiter bis zur Schmerzfreiheit verbessert werden kann.

Die Liebscher & Bracht-Übungen: langfristige Selbsthilfe

Wer unter Schulterschmerzen leidet, neigt schnell dazu, sich zu schonen. Doch Schonung ist gerade hier genau der falsche Weg, um die Beschwerden zu lindern. Der einzige Weg, um die Ursache der meisten Schmerzen zu beseitigen, ist die Wiedererlangung unserer verloren gegangenen Beweglichkeit. Deshalb finden Sie in diesem Buch genau die Übungen, die Sie dazu benötigen. Sie können sie schnell und einfach zu Hause durchführen.
Durch unsere speziell entwickelten Faszien-Rollmassagen, die Light-Osteopressur und die Dehn-Kräftigungs-Übungen, die wir Liebscher & Bracht-Übungen nennen, können Sie die muskulär-fasziale Spannung selbst senken und langfristig auf einem normalen Niveau halten. Es ist dafür jedoch absolut notwendig, dass Sie diese regelmäßig und konsequent durchführen. Denn nur so bleiben Ihre Muskeln und Faszien permanent nachgiebig und die Spannungen im Normalbereich. Das ist der einzige Weg, um sich dauerhaft auf natürliche biologische Weise von den meist spannungsbedingten Schulterschmerzen befreien zu können.
Kein Therapeut dieser Welt kann Ihnen diese Arbeit abnehmen. Es ist unabdingbar, beharrlich jeden Tag diejenigen Bewegungswinkel, die im Alltag nicht vorkommen, durch unsere Liebscher & Bracht-Übungen auszugleichen – und das dauerhaft! In dem Moment nämlich, in dem Sie die Übungen nicht mehr machen, werden die Spannungen aufgrund Ihres persönlichen Bewegungsprofils in Ihrem Alltag leider meist mehr oder weniger schnell wieder zunehmen und sich die Schulterschmerzen langsam wieder aufbauen.

DAUERHAFT SCHMERZFREI

Wir fokussieren uns auf die Behandlung von chronischen und akuten Schmerzen, die durch zu hohe Spannungen im muskulär-faszialen Gewebe verursacht werden und sich so auf den Bewegungsapparat auswirken – und das sind die allermeisten. In diesem Rahmen haben wir ein spezielles Übungsprogramm für die Schulter entwickelt, mit dem Sie Ihre schmerzhaften Beschwerden selbstständig behandeln können.

Ein Training gegen Schulterschmerzen besteht stets aus den folgenden drei Einheiten. Gemeinsam helfen sie, genau die Spannungen in der Schultermuskulatur zu normalisieren, die für Ihre Schmerzen verantwortlich sind.

- **Osteopressur:** Bestimmte Rezeptoren auf der Knochenhaut, sogenannte interstitielle Rezeptoren, die bei Schmerzen als Alarmschmerzrezeptoren scharf geschaltet sind, dienen als Schaltstellen, die uns ermöglichen, zu hohe Muskelspannungen im Gehirn herunterzuschalten, also direkt da, wo sie entstehen. Gezieltes Drücken dieser Alarmschmerzpunkte mit unseren speziellen Drückern (**siehe Seite 69**) fährt den Schmerz herunter. Damit kann diese Technik sehr gut bei allen (akuten und chronischen) Schmerzen helfen. Sie schalten damit den Schmerz ab, als würden Sie das Licht ausschalten.
- **Übungen:** Täglich ausgeführt erobern Sie mit ihnen neue, im Laufe Ihres Lebens verloren gegangene Gelenkwinkel zurück, dehnen Ihre Muskeln und Faszien wieder geschmeidig und gewinnen nach und nach an Beweglichkeit. Zusätzlich festigen Sie die neu erreichten Gelenkwinkel mit speziellen Kräftigungen, die in unsere Liebscher & Bracht-Übungen eingebaut sind.
- **Faszien-Rollmassagen:** Verfilzungen in den Faszien lösen Sie mittels mechanischen Drucks auf das Bindegewebe, der den Stoff- und Flüssigkeitswechsel anregt, sodass Zwischenzellabfallstoffe gegen neue Nährstoffe ausgetauscht werden. Hierfür haben wir spezielle Rollen und Kugeln entwickelt (mehr dazu ab **Seite 110**). Weiteres Plus: Mit elastischen Faszien beugen Sie auch Verletzungen vor.

HILFE ZUR SELBSTHILFE

Unsere Schmerztherapie ist speziell darauf ausgerichtet, Überspannungen abzubauen, zu normalisieren und Ihnen dadurch wieder ein schmerzfreies Leben zu ermöglichen. Im Praxisteil dieses Buches (**siehe ab Seite 53**) zeigen wir Ihnen ausführlich, wie Sie Ihre Schulterschmerzen dauerhaft loswerden können: mit einfachen Übungen, Faszien-Rollmassage und Light-Osteopressur (der Laienvariante der Osteopressur zur Selbstbehandlung). Uns geht es darum, Ihnen Hilfe zur Selbsthilfe anzubieten, weil letztlich in vielen Fällen nur Sie selbst Ihre Schmerzen erfolgreich beseitigen können. Wir können Ihnen noch so viele Tipps geben, aber Ihr Körper strukturiert sich nur dann dauerhaft um, wenn Sie auch dauerhaft unsere Liebscher & Bracht-Übungen absolvieren. Die anderen empfohlenen Selbsthilfemaßnahmen helfen, die Effekte der Übungen noch zu verstärken und Alternativen zu bieten, falls Sie aus körperlichen Gründen die Übungen (noch) nicht oder nur teilweise durchführen können. Bleiben Sie also unbedingt am Ball, es lohnt sich auf jeden Fall!

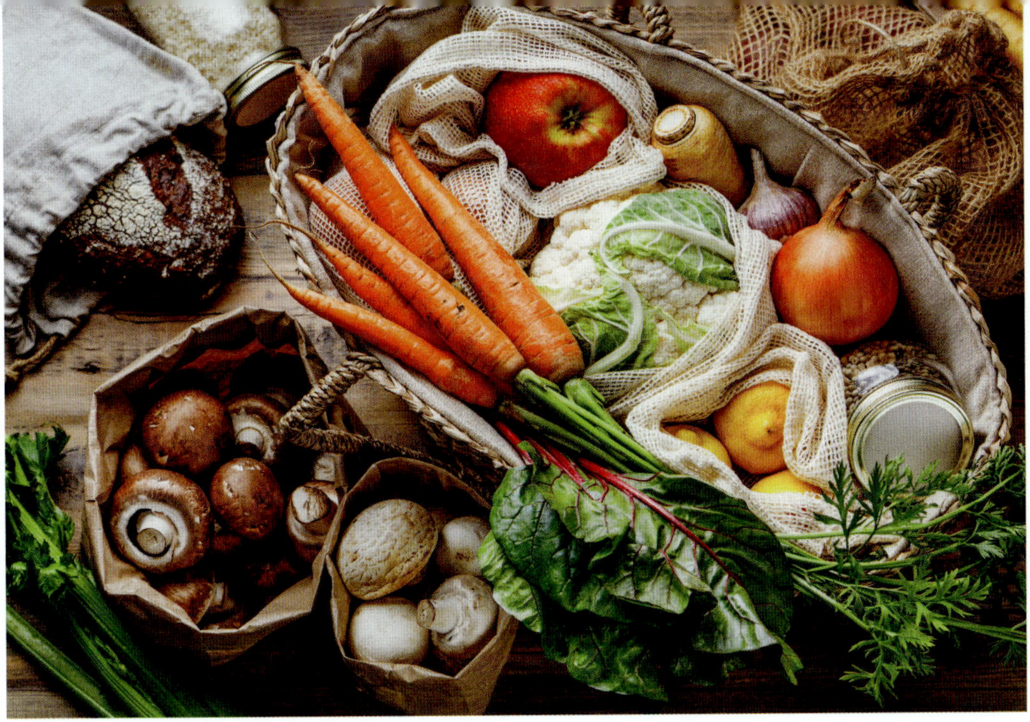

DIE RICHTIGE ERNÄHRUNG GEGEN SCHMERZEN

Es gibt heute so unendlich viele unterschiedliche Ernährungsempfehlungen, die sich noch dazu oft widersprechen. Vielleicht können Sie sich daher erst einmal nicht vorstellen, dass Sie mit der richtigen Ernährung tatsächlich auf lange Sicht schmerzfreier bleiben können. Doch es stimmt: Es gibt aus unserer Sicht ganz klare Empfehlungen, was Sie essen sollten, um Ihrer Gesundheit und Schmerzfreiheit Gutes zu tun. Das Schöne daran: Was Ihren Schultern hilft, tut auch Ihrer Gesundheit allgemein gut. Warum? Alle Körpergewebe und Zellen müssen mit Nährstoffen versorgt werden. Was wir essen, bestimmt nämlich maßgeblich auch die Beschaffenheit unseres Gewebes. Nahrungsmittel, die die Spannung der Muskulatur und des faszialen Netzes erhöhen, weil sie das Gewebe übersäuern oder zusätzlich Entzündungen im Körper anfeuern, können den Schmerz noch verstärken. Hingegen können die richtigen Nährstoffe sehr viel dazu beitragen, dass sich die überspannten Muskeln wieder entspannen und die Faszien elastisch bleiben.

WAS ESSEN MIT SCHULTERSCHMERZEN ZU TUN HAT

Ihr Körper bemerkt, wenn etwas seiner Gesundheit schadet. Er geht dann in die genetisch fest installierte »Kampf-oder-Flucht-Reaktion« und spannt sich an. Das kann unmerklich sein oder auch deutlicher wahrnehmbar. Das vergrößert natürlich auch den Schmerz im Schulterbereich, dessen Muskulatur ja meist ohnehin schon extrem verspannt ist. Was dem Körper dagegen guttut, das entspannt ihn und mindert damit, weil auch die Muskeln loslassen können, Schulterschmerzen.
Auf einer anderen Ebene trägt eine ungeeignete Ernährung zur Übersäuerung des Körpergewebes bei – und das mögen die Faszien gar nicht. Denn diese Säureüberschüsse vertreiben das Wasser aus ihnen, weil sie ihre Wasserbindungsfähigkeit verlieren. Die Faszien trocknen aus, werden spröde, brüchig und unflexibel. Auch das verstärkt natürlich Ihre Schmerzen, weil bestimmte Stränge immer weniger nachgeben können und dadurch der Druck auf die Schultern immer größer wird. Gerade im Bereich der Schultern werden diese Prozesse durch die verbreiteten Kalkablagerungen deutlich. Kurz gesagt: Dort wo Wasser fehlt, kann sich Kalk einlagern.

Vorsicht vor Übersäuerung

Neben den vielen industriellen Fertigprodukten mit ihren zahlreichen Farb-, Konservierungs- und sonstigen Zusatzstoffen sind vor allem Fleisch und Wurstwaren, Fisch, Eier sowie Milch und Milchprodukte kritisch, denn sie unterstützen die Spannungserhöhung im Gewebe.[48] Insbesondere ein hoher Fleischkonsum übersäuert den Körper massiv, vor allem, wenn noch dazu verhältnismäßig wenig antioxidatives basisches Gemüse konsumiert wird. Tierisches Eiweiß enthält mehr schwefelhaltige Aminosäuren als pflanzliches und diese begünstigen eine Übersäuerung in den Geweben unseres Körpers. Das Bindegewebe im Zwischenzellraum kann dann immer schlechter Wasser binden, was dazu führt, dass die Zellen schlechter mit Nährstoffen versorgt werden und die Entsorgung der Abfallstoffe nicht mehr richtig funktioniert. Zusätzlich wird infolge der vermehrten Aufnahme von tierischem Eiweiß überdurchschnittlich viel Kalzium, Kalium und Magnesium verbraucht und ausgeschieden. Dabei sind gerade diese Mineralstoffe wichtige basische Elektrolyte und haben großen Einfluss auf unsere Stoffwechselfunktion. Verschärfend kommt hinzu, dass die Säuren bei einem bestimmten Grad an Übersäuerung kristallisieren, um die Zwischenzellflüssigkeit möglichst basisch zu halten. Auch Milch und Milchprodukte wie Joghurt, Quark oder Käse verursachen eine »Übereiweißung« des Körpers und irritieren damit den Kalziumhaushalt. Der in der Milch enthaltene Milchzucker (Laktose) führt darüber hinaus ebenfalls zu Entzündungen und oxidativem Stress im Organismus. Unser Tipp lautet daher: Besser Finger weg von der Milch. Das gilt nicht nur für Menschen mit einer Laktoseintoleranz. Wenn Sie Schmerzen haben – egal ob in den Schultern oder sonst wo –, sollten Sie möglichst wenig oder gar keine tierischen Eiweiße essen. Das wirkt entspannend auf den ganzen Körper und unterstützt die Wirkung unserer schmerzlösenden Übungen, die wir Ihnen im Praxisteil ab **Seite 53** vorstellen. Keine Sorge: Sie können Ihren Eiweißbedarf hervorragend über pflanzliche Kost decken. Vor allem Hülsenfrüchte sowie Sojaprodukte wie Tofu sind hier sehr zu empfehlen.

Bei den Kohlenhydraten sind es Zucker, zuallererst der weiße Industriezucker, und Weißmehlprodukte, die den Stoffwechsel massiv belasten. Sie lassen die Faszien unnachgiebig und spröde werden. Diese Erkenntnisse kommen aus der Faszienforschung. Und: Wo jedes dieser Nahrungsmittel für sich schon schlimm ist, wird der Körper um ein Vielfaches belastet, wenn man all das gleichzeitig in einer Mahlzeit isst – was heutzutage ja völlig normal ist.

SÄUREBILDENDE LEBENSMITTEL

Fleisch, Wurstwaren, Fisch, Eier, Milch und Milchprodukte, Zucker, Weißmehlprodukte, Süßigkeiten, Softdrinks und Alkohol

WENIGER IST MEHR

Aber wie genau muss eine Ernährung aussehen, die Ihre Schulterschmerzen lindert und die Regeneration unterstützt? Es ist eigentlich ganz einfach: Ihre tägliche Nahrung sollte einen möglichst hohen Anteil an möglichst wenig verarbeiteten Pflanzen und einen möglichst minimalen Anteil an tierischen Produkten enthalten. Sie sollte dabei abwechslungsreich und vollwertig sein, den Körper nicht übersäuern und den chronischen Entzündungen, die vielleicht den Organismus belasten, Einhalt gebieten. Auch deswegen ist ein möglichst hoher pflanzlicher Anteil beim Essen so wichtig – so, wie wir es auch auf **Seite 48** empfehlen. Dort finden Sie eine Liste der Top-Ten-Lebensmittel für ein langes und schmerzfreies Leben.

Schritt für Schritt zu mehr Gesundheit

Wenn Sie noch zu den Fleischverfechtern gehören, vor allem wenn Sie nicht auf die Qualität und Herkunft dieser Produkte achten, dann machen Sie einfach um Ihrer selbst Willen kleine Schritte in diese hier von uns

TOP TEN: DIE BESTEN LEBENSMITTEL FÜR EIN SCHMERZFREIERES LEBEN

1 Vollkorngetreide – gerne auch Pseudogetreide wie Quinoa, Buchweizen, Amarant – enthalten gesunde vollwertige Kohlenhydrate sowie eine gute Portion Eiweiß.

2 Hülsenfrüchte wie Bohnen, Linsen, Erbsen, Kichererbsen, Erdnüsse und Sojabohnen sind die besten Eiweißlieferanten.

3 Obst, reif geerntet, vorzugsweise aus der Region und saisonal, versorgt Sie mit wertvollen Mikronährstoffen. Beeren in allen Variationen sind die Asse unter den Früchten.

4 Sämtliche Kohlsorten und auch Meerrettich und Radieschen gehören alle zu den Kreuzblütlern, die es Krankheiten sehr schwer machen, sich zu etablieren.

5 Über andere Gemüsearten – grünes Blattgemüse wie Spinat und Mangold, Kürbis, Tomaten, Süßkartoffeln, Zucchini, Zwiebeln und Pilze, um nur einige zu nennen – freut sich unter anderem Ihre Darmflora und Ihr Immunsystem lässt Sie nicht mehr im Stich.

6 Nüsse sind ein Muss, egal ob Mandeln, Walnüsse, Paranüsse, Macadamianüsse oder andere. Eine gemischte Handvoll davon ist ein traumhafter Sattmacher, der noch dazu reichlich gesunde Eiweiße und Fette liefert.

7 Viele Samen enthalten Omega-3-Fettsäuren, die chronische Entzündungen abklingen lassen. Leinsamen stehen hier an erster Stelle, aber Chia- und Hanfsamen versorgen Sie ebenfalls mit den wertvollen Fettsäuren.

8 Wildkräuter, egal ob Brennnessel, Löwenzahn oder Giersch, enthalten generell ein Vielfaches an gesunden Stoffen im Vergleich zu gezüchteten Kräutern.

9 Doch auch Küchenkräuter sind empfehlenswert – gerne alles, was im Garten wächst, so viel und so frisch wie möglich. Sie stärken nicht nur Ihr Immunsystem und Ihre Verdauung, sondern wirken der Übersäuerung der Muskulatur bestens entgegen.

10 Alle Gewürze – von Anis bis zu Zitronengras – stecken voller heilkräftiger Substanzen. Besonders wirksam gegen Entzündungen ist Kurkuma: täglich ein Teelöffel davon und zusätzlich eine Prise schwarzer Pfeffer, der die Heilwirkung des Inhaltsstoffs Curcumin um ein Vielfaches verstärkt. Davon profitieren Ihre Schultern genauso wie der gesamte Körper.

Plus: Trinken ist wichtig, etwa 2–3 Liter pro Tag – über den Tag verteilt auf 10–15 Gläser oder Tassen à 200 Milliliter. Ideal: Quellwasser, grüner Tee, Matchatee, sogar etwas Kaffee ist erlaubt (Bio, mit Wasserdampf entkoffeiniert).

vorgeschlagene Richtung. Reduzieren Sie tierische Nahrung, soweit Sie dies können. Allerdings sollten schon bei gesunden Menschen nicht mehr als maximal zehn Prozent des täglichen Eiweißbedarfs aus tierischen Quellen stammen. Aber egal, auf welchem Level Sie aktuell sind: Jede Minderung wird dazu beitragen, dass Sie sich besser fühlen. Jeder Schritt in diese Richtung bringt Sie näher in Richtung Schmerzfreiheit und macht Schluss mit dem schmerzhaften Stechen, Drücken und Ziehen im Bereich der Schultern. Reduzieren Sie außerdem Alkohol, Softdrinks, Zigaretten und Schlimmeres – dann sind Sie auf dem richtigen Weg. Je mehr Sie von all dem weglassen, desto mehr trägt Ihre Ernährung zur Schmerzfreiheit Ihrer Schultern und Ihrer allgemeinen Gesundheit bei.

Probieren Sie es einfach aus!

Bringen Sie die Lebensmittel aus der Liste der »Top Ten« links in Ihrem täglichen Speiseplan unter. Hochwertige Pflanzenkost enthält alles, um den Bedarf an Nähr- und Vitalstoffen zu decken. Auch das oft angeführte Eiweiß ist in hochwertiger Form ausreichend enthalten, selbst für Kraftsportler und andere leistungsstarke Athleten. Wenn Sie das Gefühl haben, Eiweiß ergänzen zu müssen, wählen Sie ein veganes, kontrolliert biologisches Eiweißpulver. Nur Vitamin B_{12}, das in früheren Zeiten über Erdreste an den Pflanzen aufgenommen wurde, sollte heute hochwertig ergänzt werden. Wir sollten uns diese »neue« Art der Ernährung unbedingt »leisten«, möglichst auch aus kontrolliert biologischem Anbau, denn die Fakten sprechen eindeutig für sich. Sie zeigen, dass pflanzenbasierte Kost Schmerzen und Krankheiten vertreibt, die Gesundheit fördert und das Leben verlängert.[49] Sie brauchen kein 100-prozentiger Veganer zu werden. Wir selbst sind seit über 30 Jahren zu 95 Prozent Veganer und haben nur zwischendurch mal etwa vier Jahre lang Fisch gegessen, weil wir zu dieser Zeit direkt am Meer wohnten und morgens auf dem Markt frisch gefangenen Fisch bekamen. Als wir merkten, dass wir uns ohne besser gefühlt haben, ließen wir das Fischessen aber wieder bleiben. Und wenn Sie fragen, was die fünf Prozent Ausnahmen sind: ab und zu mal ein Stück Käse, diesen aber seit einiger Zeit immer weniger, weil die veganen Alternativen immer besser werden.

UNSER TIPP: INTERVALLFASTEN

Intervallfasten bedeutet, dass Sie Ihre Mahlzeiten innerhalb weniger Stunden zu sich nehmen und die restliche Zeit auf Nahrung verzichten. Damit imitieren Sie die Lebensbedingungen, die unsere Vorfahren im Lauf der Evolution geprägt haben, und setzen genau die Reize, die Ihr Körper für ein langes und gesundes Leben benötigt. Das Prinzip des Intervallfastens ist einfach: Sie essen jeden Tag nur in einem Zeitfenster von acht

Stunden. In dieser Zeit sind zwei bis drei ganz normale, am besten pflanzenbasierte Mahlzeiten erlaubt. Die darauffolgenden 16 Stunden verzichten Sie dann aufs Essen.
Wichtig ist auch, dass Sie auf Snacks zwischendurch verzichten. Sonst kann der Körper nie zur Ruhe kommen. Denken Sie nur an Ihre Bauchspeicheldrüse, die ständig Insulin produzieren muss. Dem Diabetes werden damit alle Türen geöffnet.
Die idealen Essenszeiten liegen zwischen 12 Uhr mittags und 20 Uhr abends. Diese Zeitspanne hat sich auch im Alltag gut bewährt, weil sie vielen Menschen am leichtesten fällt. Kein Wunder, schließlich liegt dadurch ein großer Teil der Fastenphase in der Nacht, in der wir sowieso nicht essen, sondern schlafen. Wenn Sie also beispielsweise abends um 19 Uhr die letzte Mahlzeit zu sich nehmen und anschließend bis zum nächsten Vormittag um 11 Uhr aufs Essen verzichten, haben Sie es schon geschafft.
Was das bringt? In den essensfreien Stunden kümmern sich Enzyme darum, Altlasten im Organismus zu entsorgen oder zu recyceln, indem sie aus altem Mikroabfall, beschädigten Zellbestandteilen und verbrauchten Eiweißmolekülen, die im Stoffwechsel rund um die Uhr anfallen, neues Baumaterial herstellen. Dies gelingt nämlich nur während der »künstlichen« Hungerperiode.
Die Wirkung des Intervallfastens ist beinahe unglaublich: Entzündungen werden gestoppt, weil die dafür verantwortlichen Stoffwechselentgleisungen beseitigt oder Strukturen repariert werden. Schmerzen lassen nach.[50] Das geschieht umso schneller, je gesünder Sie sich in der Nicht-Fasten-Phase ernähren.
All das konnte Petra in ihren beinahe 40 Jahren Praxistätigkeit bei ihren Patienten immer wieder erleben.
Gesunde hochwertige pflanzliche Lebensmittel können den Heilungsprozess sehr effektiv unterstützen. Somit steht Ihren körpereigenen Regenerationskräften nichts mehr entgegen. Ihre Muskeln und Faszien erhalten alle nötigen Stoffe, um entspannt und geschmeidig zu bleiben, und Ihr Schulterbereich kann endlich regenerieren.

SCHON GEWUSST?

Fehlt es Ihrem Körper an Magnesium, kann dies zu Verspannungen der Muskulatur führen. Ein Erwachsener sollte 300–400 Milligramm Magnesium pro Tag zu sich nehmen. Das entspricht einer Menge, wie sie beispielsweise in 200 Gramm Vollkornbrot enthalten ist. Doch Achtung, auch zu viel Magnesium schadet dem Körper, weil es, je nach Art, beispielsweise zu Durchfall führt. Sie sehen: Auf die Dosis kommt es an. Die richtige Dosierung an Vitalstoffen finden Sie in unseren speziell entwickelten Nahrungsergänzungsmitteln (**siehe Seite 51**).

DESHALB EMPFEHLEN WIR HOCHWERTIGE NAHRUNGSERGÄNZUNGSMITTEL

Aus Erfahrung wissen wir, dass sich viele Menschen heutzutage nicht optimal ernähren. Nahrungsergänzungmittel können hier ausgleichen.

Die »gutbürgerliche Küche« (häufig Fleisch, Fisch, Wurst, Eier, Milch, Käse, Quark, zu viel Industrienahrung, zu viel Zucker und zuckerhaltige Softdrinks, Süßigkeiten und so weiter) trägt zur Übersäuerung, Spannungserhöhung der Muskeln, Verdrängung des Wassers aus den Faszien bei – und damit zur Versteifung der Faszien. Hinzu kommen der heutzutage allgegenwärtige Stress sowie negative Umwelteinflüsse wie Elektrosmog (der vor allem am Schlafplatz vermieden werden sollte!), die die Anspannung weiter erhöhen. Um all dies ausgleichen zu können, benötigt unser Körper viel mehr gesunde Mikronährstoffe als sonst.

DIE NATUR UNTERSTÜTZEN

Je geringer der Anteil an tierischen Produkten, Zucker und anderen belastenden Stoffen in der Ernährung ist, desto weniger muss Ihr Körper ausgleichen. Auch Lebensmittel aus kontrolliert biologischem Anbau tragen zum Ausgleich bei. Wenn Sie diesen Prozess darüber hinaus noch effektiv unterstützen wollen, sind Nahrungsergänzungsmittel die beste Möglichkeit.

- Gerade wenn Ihre Ernährung bislang eher aus biologisch ungeeigneten Lebensmitteln (wie zum Beispiel hochverarbeiteten Fertigprodukten) bestand, ist die zusätzliche Einnahme hochwertiger Nahrungsergänzung wichtig.
- Dasselbe gilt, wenn Sie rauchen oder Alkohol trinken.

Ich selbst (Petra) unterstütze meine Nährstoffversorgung neben einer gesunden Ernährung mit eigens entwickelten Nahrungsergänzungsmitteln. Für die optimale Nährstoffkombination nutze ich die Synergien von drei sich ergänzenden Rezepturen, die ich im Laufe der letzten fast 30 Jahre immer weiter optimiert habe: Die erste Rezeptur trägt dazu bei, Übersäuerungen auszugleichen. Die zweite sorgt dafür, dass sich die Speicher wieder mit Nährstoffen füllen, die bei den meisten meiner Patienten laut Blutuntersuchungen ungenügend sind. Die dritte Rezeptur schließlich ergänzt speziell die Nährstoffe, die der Körper benötigt, um das Bindegewebe der Gelenke, der Wirbelsäule sowie der Muskeln und Faszien zu regenerieren.

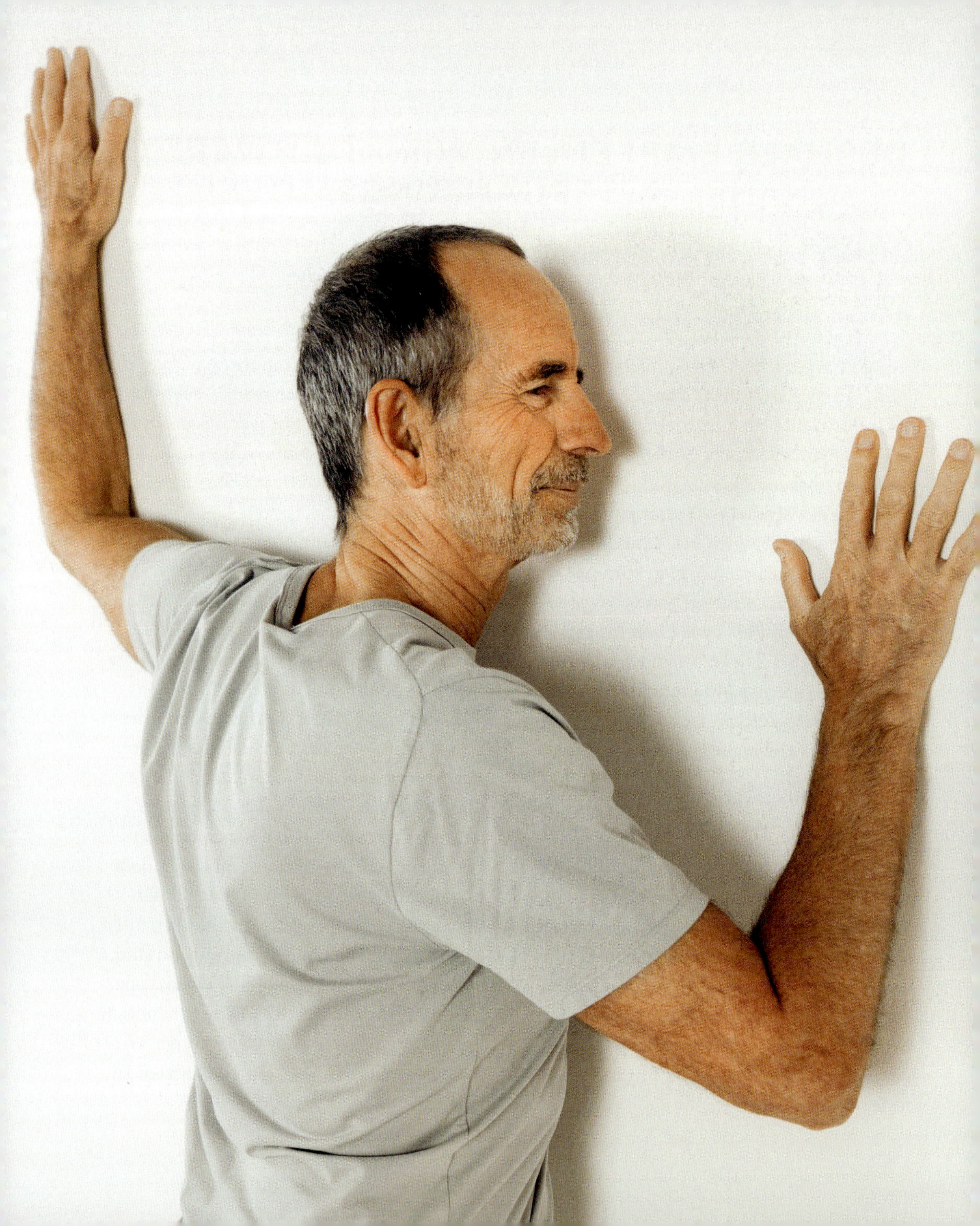

SCHMERZEN SELBST BEHANDELN

Für Sie heißt es jetzt einfach ausprobieren – gemäß unseres Mottos: Glauben Sie niemandem als sich selbst und Ihrem Körper. Sie können nichts verlieren, aber unendlich viel gewinnen – die Erfahrung, sich selbst helfen zu können und die Schmerzen endlich los zu sein. Ihr Leben wird freier und selbstbestimmter. Ihre Schultern machen Ihnen keine Sorgen mehr.

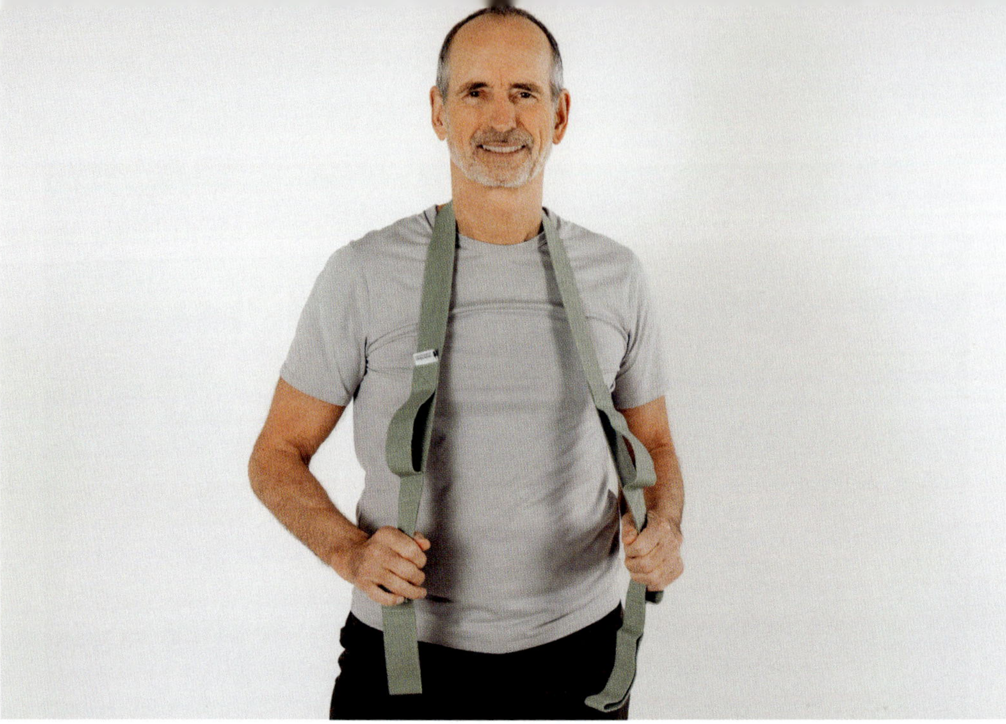

TIPPS FÜR DIE ÜBUNGSPRAXIS

Nachdem wir Ihnen im Theorieteil unsere Einschätzung zum Thema Schulterschmerzen vermittelt haben, möchten wir Sie nun praktisch darin anleiten, Ihre Probleme in diesem Bereich selbst zu beseitigen. Vorab etwas Generelles zur Vorgehensweise: Sie können bei Schmerzen in den Schultern direkt mit den Liebscher & Bracht-Übungen, der Faszien-Rollmassage oder auch der Light-Osteopressur beginnen.

Letztlich werden Sie sich auf Dauer nur dann von Ihren Schmerzen befreien können, wenn Sie eine der Selbsthilfetechniken – noch besser zwei, am besten alle drei in Kombination – auf Dauer durchführen. Suchen Sie sich dafür zunächst diejenigen Übungen aus, die Ihnen am meisten zusagen. Zweifeln Sie stark daran, sich selbst helfen zu können, weil Sie schon seit langer Zeit unter sogenannten chronischen

Schmerzen leiden? Dann empfehlen wir Ihnen, zunächst einen der von uns in der Schmerztherapie ausgebildeten und zertifizierten Ärzte, Heilpraktiker oder Therapeuten aufzusuchen. Dort wird man bei Ihnen die Osteopressur anwenden, die Profivariante der in diesem Buch gelehrten Light-Osteopressur. Meist haben Sie schon nach einer Behandlung Sicherheit darüber, ob die Methode bei Ihnen hilft. Dann können Sie entscheiden, ob Sie noch weiter betreut und langsam in Ihre Eigentherapie eingeführt werden wollen, oder ob Sie gleich versuchen, die Übungen und anderen Selbsthilfetechniken eigenständig anzuwenden.

HELFEN SIE SICH SELBST

Die Übungen gegen Schmerzen, die wir Ihnen in diesem Buch zeigen, sind eine wirksame und grundlegende Eigentherapie. Denn sie sind der direkte Ausgleich für die im modernen Alltag viel zu wenig genutzten Gelenkwinkel im Bereich der Schultern, die höchstwahrscheinlich Ihre Schmerzen sowie die Schädigungen in diesem Bereich, die vielleicht schon vorliegen, verursacht haben. Die Übungen können aber auch bei Schädigungen der Muskeln und Faszien wirken, die durch Unfälle hervorgerufen worden sind.
Wählen Sie aus den dargestellten Übungen einfach die Varianten aus, mit denen Sie am besten klarkommen. Zum leichteren und effizienteren Üben empfehlen wir Ihnen einige der von uns speziell entwickelten Hilfsmittel für die Light-Osteopressur, die Liebscher & Bracht-Übungen und die Faszien-Rollmassage. Alternativ können Sie aber auch Gegenstände aus dem Haushalt benutzen. Auf **Seite 62 f.** beschreiben wir Ihnen das ganz genau.

DAS MACHT DAS ÜBEN SICHER

Die von uns entwickelten Selbsthilfetechniken entfalten meist eine sehr große Wirksamkeit. Doch für bestmögliche Ergebnisse ist eine genügend hohe Intensität bei der Durchführung notwendig und daher ist es wichtig, den Fokus auf maximale Sicherheit zu legen. Bei allen drei Selbsthilfetechniken ist die Voraussetzung dafür, dass der Körper als ideales Messinstrument in jedem Moment der Selbsttherapie befragt und beachtet wird. Dabei gibt es – neben der Genauigkeit bei der Übungsausführung – zwei entscheidende Faktoren, die genau beobachtet und eingehalten werden müssen.

Die Intensitätsskala

Der erste Faktor ist der Schmerz, der beim Üben ausgelöst wird. Egal, ob bei unseren Übungen, beim Faszienrollen oder beim Drücken: Er darf eine bestimmte Intensität nicht übersteigen, soll aber gleichzeitig möglichst dicht an diese Grenze herankommen (mehr dazu gleich). Warum ist das so wichtig? Weil die richtige Intensität bei der Durchführung der Light-Osteopressur, unserer Übungen und der Faszien-Rollmassage für die höchstmögliche Wirksamkeit beim Anwenden sorgt.

Kennen Sie die visuelle Schmerzskala (VAS), die Sie vielleicht schon beim Arzt oder Therapeuten geschoben haben, um die Intensität Ihrer Schmerzen festzulegen? Sie geht von 0 bis 10 und ist teils mit unterschiedlich glücklich, auch leidend schauenden Smileys versehen:

- Zu Beginn merken Sie nur sehr wenig Druck oder Spannung. Beide werden jedoch immer deutlicher, wenn Sie die Intensität steigern. Auf der Skala wäre das etwa 0–4.
- Irgendwann schlagen beide – Druck oder Spannung – in ein leicht schmerzhaftes Empfinden um. Das wäre eine 4–5.
- Dieses Empfinden steigert sich weiter, bis Sie einen deutlich wahrnehmbaren Schmerz verspüren, den man aber gerne aushält, weil man weiß, dass er letzendlich einem positiven Zweck dient: der Freiheit von quälenden, negativ besetzten Schulterschmerzen. Das wäre eine 5–6.
- Danach können Sie den Druck bzw. die Spannung noch ein bisschen steigern, wobei der damit einhergehende Schmerz immer noch positiv zu ertragen sein soll. Das heißt, man kann ihn »loslassen« und entspannt atmen, obwohl es sehr deutlich schmerzt. In diesem Intensitätsbereich reagiert der Körper viel deutlicher in Form der von uns beabsichtigten Anpassung. Das wäre eine 7–7,9.
- Steigern Sie jetzt noch mehr, kippt das Loslassenkönnen. Sie fangen stattdessen an, »gegenzuspannen« – mental über ein »Ich muss das jetzt ertragen«, körperlich, indem Sie unwillkürlich die Hände zu Fäusten ballen, die Zähne zusammenbeißen oder Ähnliches. Bei einer 8 beginnt dieses leicht negative Gefühl.
- Gehen Sie auch darüber hinaus, lässt sich der Schmerz immer weniger aushalten und irgendwann müssen Sie vor Qual abbrechen. Das ist dann eine 9 oder 10, wobei letztere Zahl bedeutet, dass der Schmerz der am schlimmsten vorstellbare ist. All diese Effekte nach dem beginnenden Gegenspannen sind kontraproduktiv, denn sie kreieren immer größere neue Anspannungsprogramme im Gehirn. Dabei soll die Therapie doch genau diese unbedingt mindern oder bestenfalls sogar löschen.

Aus diesen Überlegungen resultiert die Anforderung, bei den Übungen und der Light-Osteopressur den erzeugten Schmerz immer möglichst dicht unter dieser Grenze von 8 zu halten, bei der der Schmerz gerade noch ein Wohlfühlschmerz ist, der positiv besetzt ist.

Spezialfall Faszien-Rollmassage

Die Faszien-Rollmassage nimmt eine Sonderstellung ein. Denn der dabei ausgelöste Schmerz muss zwar ebenfalls unter der eben beschriebenen Grenze bleiben, allerdings kommt man manchmal gar nicht dicht an diese heran – einfach weil die Empfindlichkeit der Gewebe nicht so hoch ist. Aber das ist auch gar nicht immer nötig, denn die Rollwirkung beginnt sich auch schon bei geringerer Intensität zu entfalten.

Bewusst und langsam üben

Die zweite Sicherheitsgarantie ist das möglichst bewusste und langsame Üben, das bewusste und langsame Rollen und das bewusste und langsame Drücken. Der Körper kann nämlich nur bei Bewegungen und Belastungen überbeansprucht werden, die so schnell sind, dass sein Alarmsystem, die warnenden Schmerzen, sie nicht mehr rechtzeitig stoppen kann. Knochenbrüche, Sehneneinrisse, Kapselverletzungen, Muskelfaserrisse und so weiter können ohne äußere Einflüsse immer nur in schnellen Bewegungen, bei einem Sturz, im Abrutschen oder mit Schwung passieren. Bei langsam und bewusst ausgeführten Bewegungen, die genau nach unseren Anleitungen ausgeführt werden, sind Schädigungen so gut wie unmöglich. Sie müssen daher keinesfalls befürchten, dass sich Ihre Beschwerden durch das Üben dauerhaft verschlechtern. Entweder es ändert sich nichts oder es wird besser.

SICH SELBST SICHER UND EFFIZIENT BEHANDELN

Führen Sie alle Techniken und Übungen bitte genau so aus, wie sie beschrieben sind. Üben Sie langsam und bewusst und nur, wenn Sie sich wach und geistig klar fühlen. Achten Sie darauf, nicht in die zu hohe Intensität zu geraten. Neben dem ausgelösten Dehnungs- oder Druckschmerz kann auch ein Unwohlsein körperlicher oder geistiger Art aufkommen (Schwindel, Übelkeit). Versuchen Sie, die Intensität immer knapp unter der Grenze »einzustellen«, ab der Sie beginnen müssten, zunehmend gegenzuspannen.

Übungen am Boden

Vielleicht fällt es Ihnen anfangs schwer, sich zum Üben auf den Boden zu begeben, wie wir es für einige unserer Liebscher & Bracht-Übungen empfehlen. Versuchen Sie es bitte trotzdem. Nur wenn Sie es gar nicht können, führen Sie die Übung stattdessen auf dem Bett durch. Das Wichtigste dabei: Versuchen Sie es immer wieder und lassen Sie sich nicht helfen. Nutzen Sie einen Stuhl oder Ähnliches, um sich abzustützen, oder probieren Sie eine andere Körperposition aus. Sie werden überrascht sein, wie schnell Ihr Körper es Ihnen zunehmend möglich macht – Training im besten Sinne.

SO GESTALTEN SIE IHR ÜBUNGSPROGRAMM

Wie Sie schon wissen, bieten wir Ihnen zur Selbstbehandlung drei Techniken an: die Light-Osteopressur, unsere Dehn- und Kräftigungsübungen und die Faszien-Rollmassage. Wir beschreiben Ihnen alle drei Techniken hier noch einmal zusammenfassend, damit Sie ein Gefühl dafür bekommen, wie Sie am besten anfangen können.

Die drei Techniken der Selbstbehandlung

- Mit der Technik der Light-Osteopressur (**siehe ab Seite 64**) können Sie sich als Akutmaßnahme bei Schmerzen meist sehr schnell helfen. Der Lernaufwand ist aber höher als bei den anderen Techniken, da das Drücken umso mehr hilft, je besser Sie die Punkte treffen. Aber es lohnt sich, auch wenn es anfangs vielleicht nicht gleich perfekt klappt. Denn wenn Sie die Punkte immer genauer treffen, haben Sie innerhalb von wenigen Minuten eine wirklich sehr wirksame Selbsthilfe gegen Ihre Schulterschmerzen zur Hand. Gleichzeitig kommen Sie immer besser in Ihre Übungen hinein, weil Sie entspannter sind und bei wiederholter Anwendung zudem stetig beweglicher werden.
- Die Liebscher & Bracht-Übungen ab **Seite 74** können Ihnen leichter oder schwerer fallen. Das hängt von Ihrem Zustand ab und davon, wie gewohnt Sie es sind, Ihren Körper auf diese Weise anzusteuern. Letztendlich aber sind gerade diese Übungen das Wichtigste auf Ihrem Weg zur lebenslangen Schmerzfreiheit. Wir empfehlen Ihnen daher, sie von Anfang an konsequent zu üben. Bitte stellen Sie dabei keine zu hohen Anforderungen an sich. Es ist viel besser, eine Übung zumindest in ihrem Ansatz zu versuchen, auch wenn Sie sie zu Beginn vielleicht kaum ausführen können, weil Sie gar nicht in die verlangte Körperposition kommen, als sie überhaupt nicht auszuführen. Bitte sagen Sie niemals: »Das kann ich nicht.« Die einzige zulässige Aussage ist: »Heute kann ich das NOCH nicht, aber morgen kann ich es besser, wenn auch vielleicht nur ein bisschen.« Ihr Körper reagiert auf jeden Fall! Das garantieren wir Ihnen, denn es ist erwiesen, dass er sich bis ins allerhöchste Alter anpassen kann. Übrigens: Durch das regelmäßige Dehnen verbessert sich nicht nur Ihr körperlicher Zustand. Im Gehirn passiert ebenfalls eine Menge: Sie programmieren damit neue, hochwertige Bewegungsprogramme – und das verbessert unserer Erfahrung nach auch die Hirnleistung.[51] Dadurch wird Ihr gesamtes Bewegungssystem mit der Zeit immer besser funktionieren.[52]
- Die Faszien-Rollmassage ist wahrscheinlich die Selbsthilfetechnik, die die meisten am leichtesten erlernen. Auch Sie werden bei der Anwendung schnell merken, dass Sie sich in den gerollten Bereichen immer wohler fühlen. Alles wird leichter, die Haut wird schöner, Ihre Beweglichkeit steigt. Wenn Sie die Rollmassage regelmäßig anwenden, werden Sie feststellen, dass die Empfindlichkeit gestresster Muskeln zunehmend nachlässt und Sie auch die Übungen immer besser absolvieren können. Die Schmerzlinderung, die Sie bei der Light-Osteopressur »auf den Punkt« in kürzester Zeit bewirken, erreichen Sie mit der Faszien-Rollmassage zwar mit deutlich mehr Zeiteinsatz. Dafür haben Sie bei Letzterer noch den zusätzlichen Effekt der Stoffwechselverbesserung. Los geht's ab **Seite 106**.

Wenn es Ihnen zeitlich möglich ist, empfehlen wir Ihnen, alle drei Techniken zu nutzen. Dadurch entfalten Sie eine solche Positivspirale, dass sich die ersten Erfolge meist sehr kurzfristig, vielleicht sogar sofort einstellen. Im Grunde müssen Sie dafür nur wenig zusätzliche Zeit investieren – und dann konsequent dranbleiben. Damit Ihnen beides – Zeitaufwand und Am-Ball-Bleiben – möglichst leichtfällt, machen wir Ihnen hier ein paar über viele Jahre erprobte und bewährte Vorschläge.

Ihr persönlicher Trainingsplan

Um sich Ihren individuellen Trainingsplan zu erstellen, gehen Sie bitte wie folgt vor:

- Nehmen Sie sich zunächst einige Tage Zeit, um sämtliche Light-Osteopressuren, Übungen und Faszien-Rollmassagen in allen Varianten einmal ausgiebig auszuprobieren.
- Fühlen Sie beim Üben in sich hinein und notieren Sie, wie leicht es Ihnen fiel, wie hoch der dabei ausgelöste Druck-, Übungs- oder Rollschmerz war, und ob Sie das Gefühl hatten, dass Ihre Schultern genau das dringend brauchen, weil die Beweglichkeit höher und der Schmerz geringer wurden und es sich hinterher irgendwie besser anfühlte.
- Stellen Sie sich zum Start ein Programm zusammen, das diejenigen Techniken und Übungen enthält, die Ihnen am leichtesten fallen, und die zugleich gut wirken, eine hohe Schmerzintensität auslösen und von denen Sie fühlen, dass sie genau die richtigen für Ihre Schultern sind.
- Fangen Sie bitte maximal mit einer Übung an und versuchen Sie diese sechs Tage lang durchzuführen, am besten von Montag bis Samstag. Erst wenn Sie die erste Woche geschafft haben, dürfen Sie am Montag eine zweite hinzunehmen. Nicht geschafft? Dann bleiben Sie so lange bei einer Übung, bis Sie die zweite Woche geschafft haben. Und so geht es weiter. Wir nennen das Schleifenroutine. Diese Vorgehensweise ist seit vielen Jahren für unsere Patienten entwickelt worden, um möglichst leicht eine regelmäßige Routine aufbauen zu können.
- Koppeln Sie die Liebscher & Bracht-Übungen an Ihre eventuell schon bestehende Morgenroutine (**siehe Seite 61**) und machen Sie sie an sechs Tagen in der Woche. Das Drücken und die Faszien-Rollmassage koppeln Sie an Ihre Abendroutine und wechseln täglich, sodass Sie jeweils dreimal pro Woche drücken und dreimal rollen. Natürlich können Sie sich das Üben auch anders einteilen. Die Hauptsache ist, Sie bleiben am Ball und praktizieren es regelmäßig.
- Beginnen Sie, wie oben schon beschrieben, lieber mit einem kleineren Programm, das Sie wahrscheinlich eher »durchhalten«, als wenn Sie sich zu viel vornehmen. Erweitern Sie es erst, wenn sich Routine eingestellt hat, Sie also sehr regelmäßig üben.
- Reduzieren Sie das Programm, wenn Sie merken, dass es aktuell noch zu umfangreich ist, Sie zu viel Zeit oder auch zu viel Kraft kostet.

- Wechseln Sie immer mal wieder Übungen oder Techniken und vergleichen Sie die Ergebnisse miteinander.
- Je beweglicher Sie werden, desto mehr können Sie körperlich anspruchsvollere Varianten probieren. Spüren Sie in sich, ob diese eine höhere oder geringere Wirkung haben, und entscheiden Sie entsprechend. Fordern Sie sich, ohne sich zu überfordern.
- Würden Sie gerne mehr Übungen und Techniken absolvieren, haben aber nicht genug Zeit dafür? Dann teilen Sie sie einfach in zwei Gruppen und absolvieren die einen montags, mittwochs und freitags, die anderen dienstags, donnerstags und samstags. Der Sonntag dient dann der Regeneration. Das heißt: Sie haben übungsfrei.

PROBIEREN SIE ES AUS!

Seit Jahrzehnten diskutieren wir mit Patienten, die sich mit dem Üben schwertun, warum sie ihre Übungen nicht machen, wir motivieren sie, beschwören sie … Doch all das bringt nichts. Aber am Morgen die Übungen an eine bestehende Routine anzuhängen und am Abend das Rollen und Drücken mit einer starken Routine – das ist für die meisten Fernsehen – zu verknüpfen, hat sich wirklich bewährt. Probieren Sie es einfach und setzen Sie Ihre ganze Willenskraft ein, bis es Ihnen nach zwei, drei Wochen immer leichter fällt und Sie es irgendwann sogar vermissen und regelrecht einen Drang zum Üben verspüren.

ENTWICKELN SIE IHRE PERSÖNLICHE ROUTINE

Kennen Sie das Gefühl, sich morgens »eingerostet « zu fühlen und schon Spannungen oder Schmerzen zu spüren? Nehmen Sie das als Anlass, direkt Ihre Viertelstunde zu üben. Anschließend genießen Sie, dass Sie sich insgesamt viel freier, beweglicher und schmerzfreier fühlen, obwohl Sie nur im Schulterbereich tätig waren. Vielleicht kennen Sie aber auch eher das Gefühl, nach einem anstrengenden Arbeitstag schwer, schlapp und leer zu sein? Dann ist das Ihr Anlass, sich zu rollen oder zu drücken, sich einfach Gutes zu tun. Ihr Abend wird viel leichter und angenehmer sein und Ihren Schlaf werden Sie genießen. Und wie gelingt das jeden Tag? Das Zauberwort heißt Routine. Dazu ein Tipp: Schaffen Sie keine neue Routine, sondern erweitern Sie eine, die Sie sowieso schon länger praktizieren – oft ohne sich dessen bewusst zu sein.

Morgens die Übungen

Fangen wir am Morgen an. Wir legen Ihnen ans Herz, das Wichtigste, nämlich die Übungen, möglichst rasch nach dem Aufstehen abzuhaken. Warum? Weil Sie vermutlich wie die meisten Menschen am Morgen einer biologisch vorgegebenen Routine folgen: Nach dem Aufstehen gehen Sie ins Bad. Hängen Sie also Ihre 10 bis 15 Minuten kurze Übungszeit an Ihren Toilettengang oder ans Zähneputzen. Egal, was Sie kurz nach dem Aufstehen tun: Kombinieren Sie es mit einer Übungssession. Wenn Sie Ihre schon bestehenden Routinen auf diese Art nutzen, wird es schnell normal, die Übungen zuverlässig einzubauen. Früh am Morgen ist zudem die Wahrscheinlichkeit groß, dass nichts geschieht, was Sie vom Üben abhält. Wir empfehlen daher auch, das Smartphone morgens erst einmal ausgeschaltet zu lassen, bis die Übungen absolviert sind. Erhalten Sie sich die morgendliche Ruhe möglichst lang, damit Ihr Tag unbelastet und ungestört beginnen kann.

Abends die Massagen

Da die Zeit am Morgen erfahrungsgemäß bei den meisten recht begrenzt ist, schlagen wir vor, die Faszien-Rollmassage und die Light-Osteopressur abwechselnd am Abend zu absolvieren. Was machen die meisten am Abend nach dem Abendessen? Richtig, sie schauen fern oder streamen einen Film. Natürlich wäre es am besten, sich bei der Light-Osteopressur und ebenso bei der Faszien-Rollmassage auf ebendiese zu konzentrieren. Wenn Sie das möchten, dann ersetzen Sie das Fernsehen einfach durch eine oder sogar beide Techniken. Aber viel, viel besser, als den Abend völlig passiv im Fernsehsessel oder auf der Couch zu verbringen, ist es in jedem Fall, sich während des Spielfilms oder der Nachrichten zu drücken oder zu rollen. Auf diese Weise können Sie völlig ohne Zeitstress, ohne zusätzliche Zeit zu investieren, ganz in Ruhe drücken und rollen. Falls Sie noch keinen Teppich im Wohnzimmer haben, empfehlen wir Ihnen, sich einen zuzulegen. Denn auch ohne zu rollen oder zu drücken, ist das Sitzen auf dem Boden ungleich gesünder. Warum? Weil es Ihnen alle paar Minuten unbequem wird, Sie die Position wechseln, und so andere Gelenkwinkel üben.

Einmal pro Woche Pause

Machen Sie einen Tag Pause im Übungsprogramm, damit der Körper »aufholen« kann, was er bei dem durch die Selbsthilfetechniken ausgelösten Umbau, der Renovierung oder der Regeneration der Körpergewebe eventuell noch nicht geschafft hat. Auch wenn Sie merken, dass Sie zu viel getan haben, weil Sie eine Abneigung entwickeln und spüren, dass es Ihnen immer schwerer fällt und Sie sich mehr und mehr zwingen müssen, die Übungen zu machen, dann hören Sie auf Ihren Körper. Oft sind das Anzeichen dafür, dass er mehr Zeit haben möchte, sich an all die Reize, die Sie gesetzt haben, anzupassen. Sie müssen dann nicht unbedingt aussetzen, aber fahren Sie Ihr Programm herunter, bis Sie spüren, dass die Dosis wieder passt. Unterschätzen Sie nicht, wie viele positive Aufräum- und Umstellungsarbeiten unsere Techniken auslösen können – nicht nur in den Muskeln und Faszien, sondern auch im gesamten Nervensystem.

WARUM WIR SPEZIELLE HILFSMITTEL EMPFEHLEN

Damit Sie Ihre Schmerzfreiheit selbst in die Hand nehmen und sich dabei zielsicher und effizient, aber gleichzeitig so leicht und mühelos wie möglich selbst behandeln können, haben wir einige Hilfsmittel entwickelt.

Unsere Hilfsmittel sind das Ergebnis beinahe 40-jähriger Forschung und Erfahrung. Sie sind optimal auf unsere spezielle Vorgehensweise abgestimmt und ermöglichen es Ihnen, die drei zur Selbsttherapie gehörenden Techniken bestmöglich auszuführen und so die höchste Wirkung zu erreichen. Die Übungsschlaufe, die Knie-, Rücken-, Nacken-, Schulter- und Kieferretter unterstützen Sie bei den Dehn- und Kräftigungsübungen.

LEICHTER ÜBEN

Das Wichtigste beim Training ist, in der exakten Position zu üben. Die Übungsschlaufe hilft dabei, indem sie Ihre Arme »verlängert« und das integrierte Krafttraining ermöglicht. Der Schulterretter ersetzt die Ecke. Rücken-, Nacken- und Kieferretter vereinfachen das Üben und intensivieren die Dehnung und der Knieretter ermöglicht es Ihnen, beidbeinig zu trainieren. Spezielle Faszienrollen und -kugeln (mehr dazu auf **Seite 110 f.**) entspannen die muskulär-faszialen Gewebe und erleichtern so das Üben deutlich. Außerdem sorgen sie für einen intensiven »Anschubstoffwechsel«. Dieser ist gerade im Anfangsstadium der Therapie ein wichtiges Mittel, um die im umliegenden Gewebe angesammelten Stoffwechselabfälle abzutransportieren und die Zellversorgung mit Nährstoffen zu verbessern. Je länger Sie üben, desto mehr kann die Bewegung diese Aufgabe dann wieder übernehmen, um den Stoffwechsel auf einem optimalen Niveau zu halten.

EFFEKTIV DRÜCKEN

Mit der Light-Osteopressur entspannen Sie diejenigen Muskeln, deren zu hohe Spannung für die Schmerzen verantwortlich sein kann. Da die Fingerkraft meist nicht ausreicht und bestimmte Stellen nicht erreichbar wären, haben wir ein spezielles Drücker-Set entwickelt. Es besteht aus einem runden Griffstück für die Hand (in den Anleitungen »Kugelgriff« genannt), einem Kegel, der an die Wand gelehnt oder auf den Boden gestellt werden kann (»Kegelhalter«) sowie verschiedenen Aufsätzen (Spitze, Rundspitze, Flachspitze) für alle Ecken und Winkel Ihres Körpers und jeweils drei verschiedene Festigkeiten (weich, mittel, hart).

Mit diesen neun Varianten stehen Ihnen alle Hilfsmittel zur Verfügung, die Sie als Laie für die Light-Osteopressur benötigen.

ALTERNATIVEN AUS DEM ALLTAG

Natürlich können Sie sich auch mit Alternativen behelfen. Das Üben ist wahrscheinlich nicht ganz so einfach wie mit den Originalen, aber probieren Sie es einfach selbst aus.

- Statt der Schlaufe oder dem Schulterretter können Sie einen Gürtel oder ein (Hand-) Tuch nutzen.
- Als Ersatz für den Knie-, den Nacken- und den Rückenretter können Bücher, feste Polster oder Treppenstufen dienen.
- Statt der Maxi-Rolle können Sie eine festere flexible Pappe auf etwa zwölf Zentimeter Durchmesser zusammenrollen, wenn nötig noch ausreichend weichen Stoff darüberziehen und alles mit breitem Klebeband fixieren. Viele der gängigen Faszienrollen eignen sich eher nicht für die Schmerztherapie, zum Beispiel weil die umlaufende Vertiefung fehlt.
- Als »Kieferretter« schneiden Sie einen Weinkorken in die entsprechende Länge.
- Eine mit Wasser gefüllte runde 1,5-Liter-Plastikflasche ersetzt die Medi-Rolle.
- Statt der Mini-Rolle tut es eine abgesägte Holzstange oder schmale längliche Spraydose, die mit einem Tuch umwickelt ist, das die Härte ausreichend abpolstert. Herkömmliche Faszienrollen sollten Sie nur verwenden, wenn sie nicht zu hart sind.
- Als Alternative zur Medi- und Mini-Kugel eignen sich entsprechend große Bälle aus dem Kinderzimmer oder dem Sportbedarf. Wichtig: Achten Sie auf eine etwas nachgiebige Oberfläche.
- Als Drücker eignen sich weichere Gummiteile aus Küche oder Kinderzimmer oder Hundespielzeug. Auch gut: große Weinkorken, entsprechend in Form geschnitten.

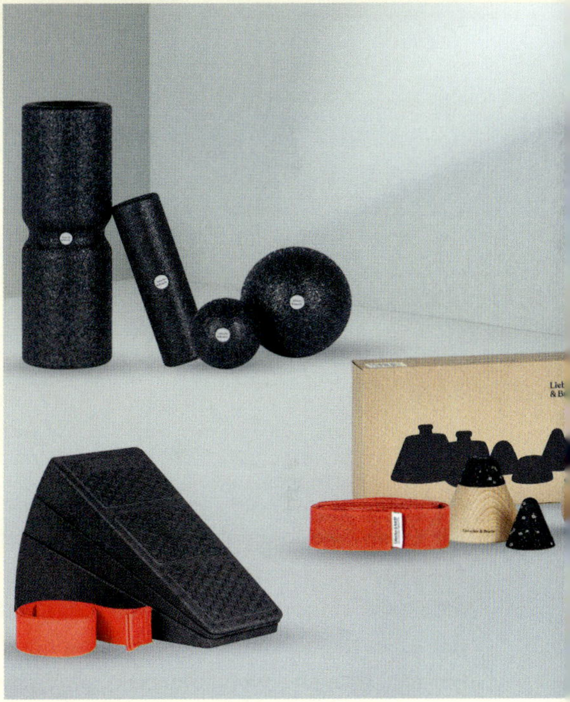

Hier sehen Sie einige unserer Hilfsmittel, die wir Ihnen zur Behandlung von Schmerzen empfehlen: Faszienrollen und -kugeln (oben), Drücker-Set (Mitte) sowie Kniereiter und Übungsschlaufe (unten).

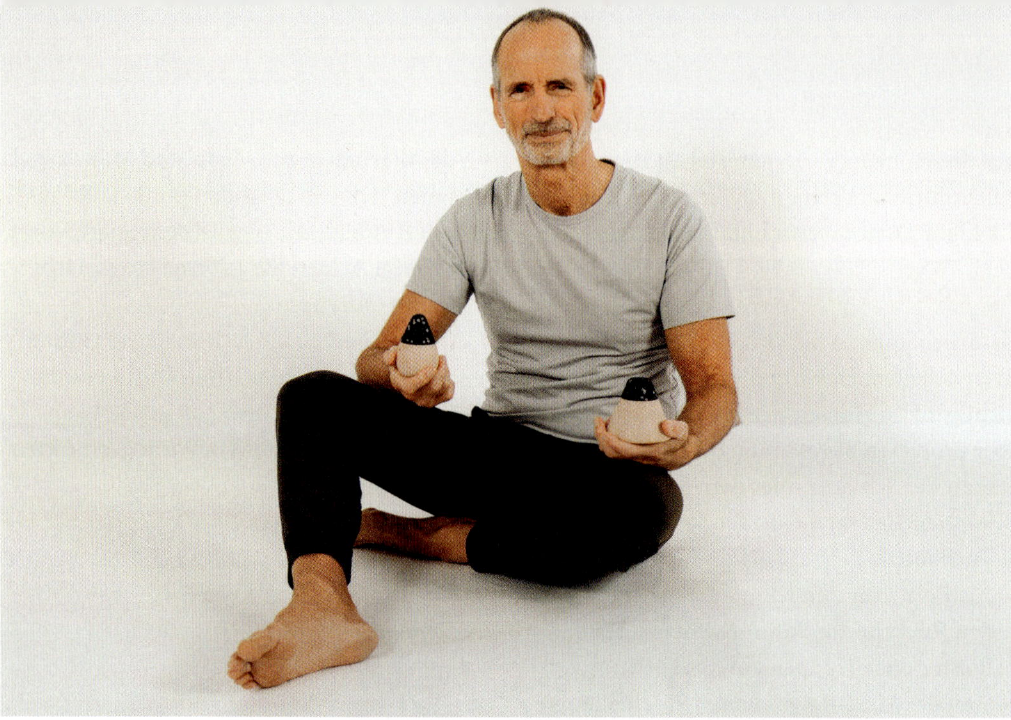

LIGHT-OSTEOPRESSUR

Die Light-Osteopressur ist eine Akutmaßnahme gegen Schmerzen und die Selbsthilfevariante der Osteopressur. Sie drücken dazu auf genau vorgegebene Punkte am Körper und können dadurch – wenn Sie exakt genug treffen – Schulterschmerzen und Verspannungen innerhalb von Minuten deutlich reduzieren oder sogar ganz verschwinden lassen. Meist stellen Sie auch fest, dass Sie sich leichter fühlen und besser bewegen, spüren oder ansteuern können. Um ausreichend stark drücken zu können, ohne die Stellen zu überreizen, haben wir unser Drücker-Set entwickelt (**siehe Seite 69**). So können Sie zum Drücken Ihre Armkraft statt der viel schwächeren Finger- oder Handkraft nutzen und an der Wand oder auf dem Boden die fast keine Muskelkraft kostende Schwerkraft einsetzen.

SCHNELLE HILFE BEI BESCHWERDEN

Mit der Light-Osteopressur »schalten« Sie bestimmte Rezeptoren, die sich in der Knochenhaut befinden. Diese senden daraufhin Informationen ans Gehirn, die dort einen »Reset« hervorrufen. Bei diesem Reset werden die Spannungseinstellungen, die das Gehirn in die Muskeln sendet, in die »Werkseinstellung« zurückgestellt. Diese Einstellung entspricht den Muskelspannungen, bei denen die Schultern ihre Funktion optimal erfüllen können und es zu keinerlei Verschleiß kommt, den der Körper nicht selbst wieder reparieren könnte. Bei diesen »physiologischen«, also biologisch normalen Muskelspannungen erzeugt der Körper auch keinen Schmerz, der vor irgendeiner Gefahr für die Knorpel, Sehnen und so weiter warnen müsste. In dieser Werkseinstellung »funktioniert« alles so, wie es genetisch und biologisch vorgesehen ist. Das heißt: Der Alarmschmerz, der ja wegen einer Bedrohung Ihrer Schultern geschaltet wurde, verschwindet, die Region fühlt sich gleich viel leichter an und Ihre Beweglichkeit wird besser. Soweit zur Theorie der Schmerzlinderung nach Liebscher & Bracht.
Dieses Selbsthilferesultat beweist Ihnen, dass sich der Schmerz, der Sie vorher gequält hat, abschalten lässt wie Licht, wenn es nicht mehr gebraucht wird. Weil die Spannungen jetzt normal sind, braucht Ihr Körper die Schmerzen, die Sie warnen sollten, nicht mehr – und Sie können Ihren Kopf wieder unbeschwert und leicht bewegen. Dieser Effekt hält unterschiedlich lange an: Es können Stunden oder auch Wochen oder gar Monate sein. Das hängt davon ab, wie stark die Überspannungen »im System hinterlegt « sind. Da die Übungen aber gleichzeitig dafür sorgen, dass die Überspannungen wegtrainiert werden, führt der Gesamteffekt, den Light-Osteopressur, Liebscher & Bracht-Übungen und Faszien-Rollmassage erzeugen, meist schnell von Beginn an zunehmend zur dauerhaften Schmerzfreiheit. Diese Zusammenhänge sind unsere Interpretation der seit beinahe 40 Jahren gemachten Erfahrung und sollen in Zukunft zunehmend durch Studien erhärtet werden.

Was sind die Gründe für diese hohe Wirksamkeit?

Die (Light-)Osteopressur wirkt in erster Linie so gut, weil sie die »Knochenrezeptoren«, die interstitiellen Rezeptoren, nutzt, die ihre Wirkung direkt im Gehirn entfalten, indem sie dort eine Art Reset auslösen, eine Wiederherstellung des Ausgangszustands. Das kennen Sie vermutlich so ähnlich von Computern oder elektronischen Geräten. Wenn diese nicht mehr funktionieren, kann man den Stecker ziehen, somit einen Reset auslösen und dann funktioniert oft alles wieder so, wie es soll. Wir gehen davon aus, dass der Druck auf die interstitiellen Rezeptoren, die im Fall von Schmerzen als Alarmschmerzrezeptoren geschaltet sind, die Ansteuerungsprogramme für die Muskeln wieder normalisieren kann.

Das heißt, dass die zu hohen Spannungen heruntergefahren werden und dass Muskeln, die der Körper aus berlastungsgründen deaktiviert hat, wieder in ihre normale Funktion geschaltet werden. Diese »Umprogrammierung« und die dadurch normalisierten Spannungen der Muskeln führen dazu, dass das Gehirn den warnenden Alarmschmerz (**siehe Seite 34 ff.**) abschaltet oder drastisch reduziert, da die Bedrohung der Schultern nicht mehr vorhanden ist. Um diesen Effekt auszulösen, reicht meist bereits eine einzige Behandlung aus.
Ist der Schmerz danach verschwunden oder zumindest deutlich gemindert – meist auf einen Restschmerz von lediglich 0 bis 30 Prozent der Beschwerden vor der Behandlung –, deutet viel darauf hin, dass die übermäßige muskulär-fasziale Spannung die Ursache der Schmerzen war und nicht eventuell vorhandene Schädigungen. Anschließend muss dieser Zustand nur noch dauerhaft »im Körper eingebaut« werden: Einige weitere Behandlungen löschen wiederholt die zu hohen Spannungen der Muskeln. Schon zwei bis fünf Übungen sorgen in der Regel dafür, dass sich neue muskuläre Ansteuerungsprogramme im Gehirn bilden, durch die sich die Spannungen normalisieren. Mit diesen Übungen ist es häufig möglich, die Schultern dauerhaft schmerzfrei zu halten und die Muskeln, Faszien und Gelenke so zu ernähren, dass sie sich fortlaufend regenerieren können.
Wenn die Übungen regelmäßig fortgesetzt werden, bleiben viele unserer Patienten dauerhaft schmerzfrei und der normale Verschleiß wird repariert. Mit dieser Vorgehensweise können Sie sich auf völlig natürliche Weise von Ihren Schulterschmerzen befreien – egal, ob Sie akut unter Schmerzen leiden oder die Beschwerden bereits chronisch geworden sind.

SO WENDEN SIE DIE LIGHT-OSTEOPRESSUR AN

- Suchen Sie sorgfältig den Punkt, die Linie oder die Fläche, die Sie mit Druck versehen möchten. Sie erkennen den Bereich daran, dass er schmerzt, wenn Sie darauf drücken. Je größer die Spannungen, desto empfindlicher sind diese Stellen. Das kann so weit gehen, dass schon die Haut darüber so empfindlich ist, dass Sie nur sehr wenig Druck aushalten und auf der Intensitätsskala gleich bei der höchsten Stufe sind (**siehe Seite 56**). Sie müssen also bei solchen sehr hohen Empfindlichkeiten ganz langsam und vorsichtig vorgehen. Es ist nicht so, dass ein bestimmter Druck nötig ist, um den therapeutischen Effekt zu erreichen. Ausschlaggebend ist nur, dass Sie

BITTE BEACHTEN SIE

Wir zeigen die Light-Osteopressur immer nur für eine Seite. Bei Schulterschmerzen rechts sollten Sie rechts, bei Schulterschmerzen links die linke Seite behandeln.

einen Behandlungsschmerz erzeugen, der möglichst nah an die Grenze herankommt, aber diese nicht überschreitet.

- Keine Sorge: Der Behandlungsschmerz tut weh, aber seine Qualität ist eher trocken, klar, objektiv und funktionell. Er ist nicht heiß, quälend, stechend, zuckend, pulsierend, pochend oder belästigend. Natürlich ist das auch immer abhängig von der Intensität. Bleiben Sie unbedingt unter dem Wert, ab dem der Schmerz zunehmend quälend und belästigend wird bzw. sich beinahe nicht mehr aushalten lässt. Wenn Sie die ersten Male vorsichtig beginnen zu drücken, werden Sie immer besser spüren können, was wir meinen.
- Wenn der Schmerz pochend ist oder Sie Puls spüren, sind Sie auf oder in der Nähe eines Gefäßes und müssen die Stelle so lange wechseln, bis das Pochende und Pulsierende nicht mehr zu spüren ist. Deswegen suchen und spüren Sie den Punkt erst mit den Fingern und setzen dann, wenn Sie sicher sind, den Drücker mit der passenden Spitze auf. Wenn Sie unsicher sind, lassen Sie diesen Punkt einfach aus – die restlichen Punkte erzeugen meist noch genügend Gesamtwirkung.
- Beginnen Sie immer vorsichtig mit der weichsten Version des in der Anleitung zuerst genannten Drückeraufsatzes. Wechseln Sie erst dann zu den festeren Aufsätzen, wenn Sie den Light-Osteopressurpunkt »kennengelernt« haben und die Aufsätze brauchen, um möglichst nahe an den Schmerzgrenzwert heranzukommen.

DAS BESONDERE AN DER OSTEOPRESSUR UND DER LIGHT-OSTEOPRESSUR

Die einhellige Meinung der meisten Teilnehmer an den Ausbildungen zum Zertifizierten Liebscher & Bracht-Therapeuten lautet: Die Osteopressur ist wirkungsvoller als die bis dahin von ihnen angewendeten schmerztherapeutischen Verfahren. Und zwar, so berichten uns die Teilnehmer immer wieder, nicht nur in der Höhe der Wirksamkeit, sondern auch in der Schnelligkeit, mit der sich die Schmerzlinderung erreichen lässt. In dieser schnell erzeugten Schmerzfreiheit liegt für uns ein starker Hinweis dafür, dass sie langfristig mit den Übungen antrainiert werden kann.

DAS BRAUCHEN SIE FÜRS DRÜCKEN

- 10 bis 15 Minuten Zeit und Ruhe, je nach den Bereichen, die Sie drücken möchten
- Einen Platz auf einer weichen Unterlage (Matte, Teppich, Decke), eine Wand, an die Sie sich lehnen können, und einen Stuhl oder ein anderes Sitzmöbel
- Ihr Drücker-Set oder ein alternatives Hilfsmittel (**siehe Seite 62 f.**)

Beginnen Sie mit dem Punkt, der in den Anleitungen ab **Seite 70** angegeben ist. Handelt es sich um eine Fläche oder um eine Linie, suchen Sie zunächst den empfindlichsten Punkt darauf und starten dort.

- Wenn Sie den »Grenzschmerz« ausgelöst haben, halten Sie die Druckstärke stabil und warten. In den meisten Fällen wird der empfundene Schmerz mehr oder weniger schnell geringer. Das dauert durchschnittlich etwa zehn bis 30 Sekunden.
- Dann drücken Sie fester oder ändern den Winkel geringfügig. Bei Flächen oder Linien versuchen Sie, ob Sie in der direkten Umgebung höhere Empfindlichkeiten finden. Meist steigt der Schmerz so wieder.
- Dies wiederholen Sie zwei- oder dreimal, bis Sie merken, dass es immer schwieriger wird, ein noch höheres Schmerzlevel auszulösen. Gibt der Punkt, die Linie oder die Fläche »nichts mehr her«, dann sind Sie in diesem Bereich fertig.
- Drücken Sie möglichst die Bereiche mit der höchsten Empfindlichkeit, denn sie betreffen die Muskeln mit dem meisten Überlastungsstress. Sie müssen nicht alle Bereiche während einer Selbstbehandlung drücken.
- Testen Sie die verschiedenen Varianten, um zu fühlen, welche bei Ihnen am besten funktioniert. Wichtig ist nicht die Art der Variante, sondern dass Sie den angegebenen Punkt gut treffen.
- Bleiben Sie beim Drücken entspannt! Einerseits möchten Sie Spannungen herunterregeln, andererseits kann es sein, dass Sie bei bestimmten Punkten etwas Kraft zum Drücken aufbringen müssen. Wählen Sie deshalb immer die Variante, die Sie insgesamt am wenigsten Kraft kostet.
- Drücken Sie nicht öfter als alle ein bis zwei Tage. Wenn Sie anfangs täglich drücken möchten, sollten Sie die Punkte wechseln. Wenn sich erst einmal alles eingespielt hat, können Sie sich zwei- bis dreimal in der Woche drücken, immer abwechselnd mit dem Rollen.
- Behandeln Sie nur diejenige Seite, die vom Schmerz betroffen ist.

PROBETRAINING

Sie haben die Möglichkeit, das Drücken der hier gezeigten Punkte und noch vieler anderer gemeinsam mit Roland nach seiner Anleitung in Mitmachvideos in der Liebscher & Bracht App zu üben. Wir schenken Ihnen als Leserin und Leser dieses Buches kostenfreies Probetrainieren. Scannen Sie dazu den unten stehenden QR-Code oder klicken Sie: www.lie-br.com/app

DIE ENTWICKLUNG UNSERES DRÜCKER-SETS

Für die Osteopressur-Selbstbehandlung haben wir ein Drücker-Set entwickelt, das Ihnen zu Hause ermöglicht, sich selbst zu helfen, indem Sie sich die natürlichen Abläufe des Körpers zunutze machen, um so Ihre Schmerzen zu reduzieren.

Da das Drücken besser wirken kann als so manche Schmerzmittel und keinerlei negative Nebenwirkungen hat, entschlossen wir uns, eine für medizinische Laien umsetzbare Light-Variante der Osteopressur zu entwickeln. Schon seit Jahren klagten sogar einige unserer Profis – von uns zertifizierten Ärzte, Heilpraktiker und Therapeuten – darüber, dass ihre Fingerkraft teils nicht ausreiche. Wir mussten also etwas entwickeln, mit dem auch Laien eine Chance haben, die hohe Wirksamkeit des Drückens bei der Selbstbehandlung zu erreichen. Daraus entstand unser Drücker-Set, das es möglich macht, den Druck durch spezielle Aufsätze so zu erzeugen, dass der schmerzbefreiende Effekt ausgelöst wird. Obwohl für die Light-Osteopressur entwickelt, nutzen inzwischen auch von uns zertifizierte Ärzte und Therapeuten das Set, um Kraft zu sparen und bestimmte Bereiche besser drücken zu können. Unser Drücker-Set besteht aus fünf Teilen:

- Der Kugelgriff liegt in der Handfläche, sodass der Druck durch den Arm erzeugt werden kann, nicht durch die deutlich schwächeren Finger.
- Der Kegelhalter ermöglicht den Einsatz der Schwerkraft beim Drücken am Boden.
- Die drei verschiedenen Formen der aufsteckbaren Aufsätze (Spitze, Rundspitze, Flachspitze) decken alle nötigen Druckvarianten für alle »Körperecken« ab. Jede der Formen ist in einem mittleren Härtegrad im Set enthalten.

Mit unseren Drückern lassen sich über 95 Prozent der häufigsten Schmerzen an bestimmten Schmerzpunkten »abschalten«.

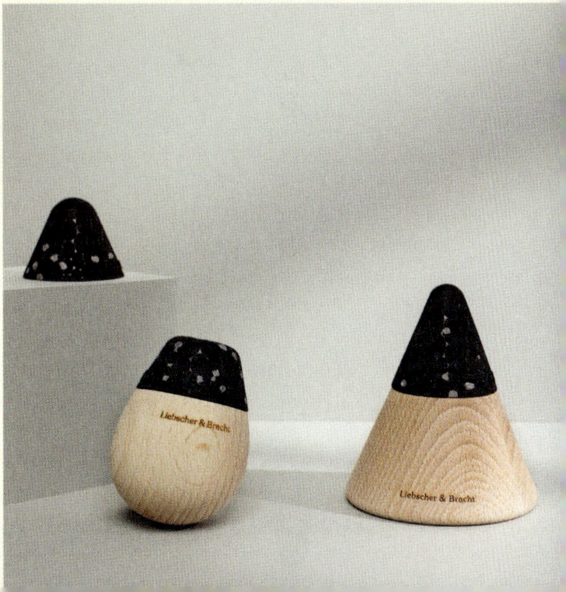

SEITLICHER OBERARM

Entspannt den gesamten Armheber.

- **Womit wird gedrückt?** Kegel mit Spitze
- **Wo wird gedrückt?** Stellen Sie sich seitlich zur Wand. Platzieren Sie den Kegel so an der Wand, dass die Rundspitze etwa auf der gezeigten Höhe des seitlichen Oberarms liegt (ungefähr mittig zwischen Schulter und Ellbogen). Lehnen Sie sich nun kontrolliert gegen die Rundspitze des Kegels.
- Tasten Sie sich mit kleinen Positionsveränderungen an eine besonders empfindliche Stelle heran – meist dort, wo der Deltamuskel (Armheber) in die Außenseite des Oberarms übergeht.
- **Wie genau wird gedrückt?** Lehnen Sie sich locker mit dem Oberarm gegen den Kegel und lassen Sie Ihr Körpergewicht langsam auf den Druckpunkt sinken. Achten Sie dabei auf eine aufrechte Körperhaltung und atmen Sie ruhig weiter.
- Der Druck sollte senkrecht von außen durch die Muskeln hindurch auf den Oberarmknochen wirken. Für eine Feinjustierung können Sie sich minimal nach vorn oder hinten lehnen oder den Arm leicht rotieren.
- Verharren Sie etwa 60 bis 90 Sekunden auf dem Druckpunkt, bis die Schmerzempfindung spürbar nachlässt.
- Wiederholen Sie die Anwendung bei Bedarf an der gegenüberliegenden Seite.

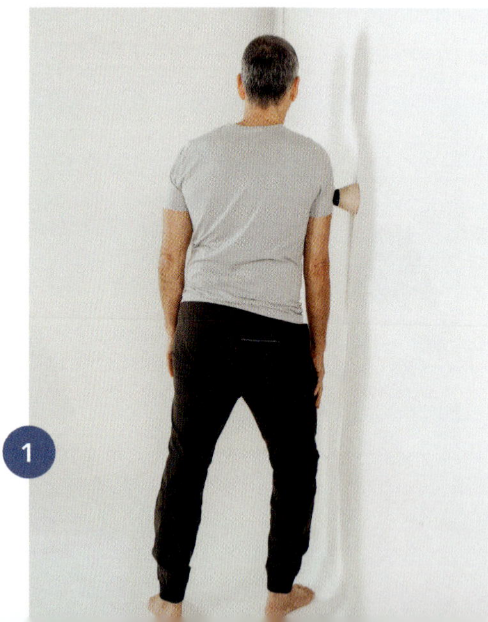

Drücken Sie senkrecht zum Knochen und neigen Sie sich bei Bedarf leicht nach vorn oder hinten.

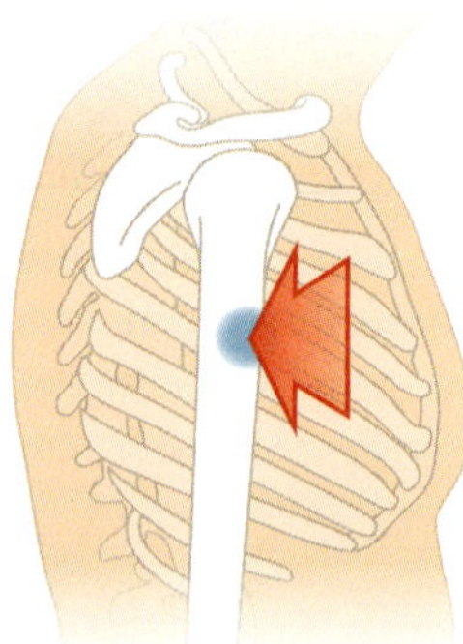

SCHLÜSSELBEIN

Entspannt schmerzrelevante Faserbündel des großen Brustmuskels

- **Womit wird gedrückt?** Kugelgriff mit Spitze
- **Wo wird gedrückt?** Stellen Sie sich aufrecht hin oder setzen Sie sich aufrecht auf einen Stuhl. Nehmen Sie den Kegelaufsatz so in die Hand, dass die Spitze nach innen zeigt. Tasten Sie mit der Spitze sanft entlang des Schlüsselbeins – von der Mitte in Richtung Schulter. Ziel ist es, eine spürbar empfindliche Stelle leicht unterhalb des Schlüsselbeins zu finden. Diese liegt am Ende des ersten Drittels des Schlüsselbeins von innen nach außen gerechnet. Drücken Sie leicht von unten gegen den Knochen.
- **Wie genau wird gedrückt?** Platzieren Sie die Spitze des Kegelaufsatzes präzise auf der gefundenen Druckstelle unterhalb des Schlüsselbeins. Üben Sie mit Ihrer Hand sanften, senkrechten Druck Richtung Schlüsselbein aus – ohne zu pressen. Der Druck soll spürbar, aber stets gerade noch gut auszuhalten sein.
- Bleiben Sie ruhig auf dieser Stelle und atmen Sie dabei tief und bewusst. Halten Sie den Druck für etwa 60 bis 90 Sekunden, bis der Schmerz deutlich nachlässt.
- Diese Anwendung eignet sich besonders bei Verspannungen im Bereich der Brustmuskulatur, der Schulter oder bei vorgebeugter Haltung.

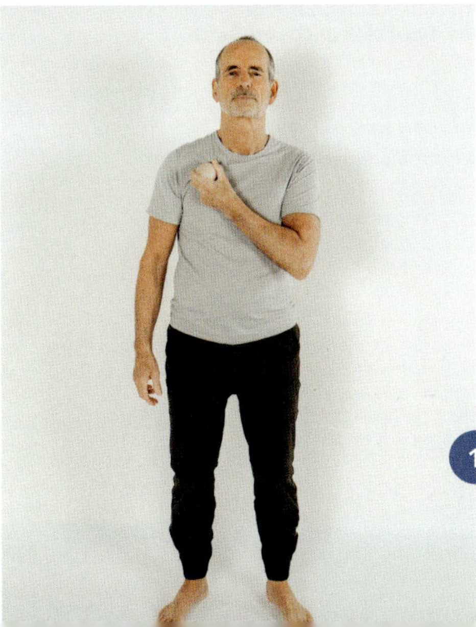

1

Drücken Sie gerade von vorn in Richtung Schlüsselbein und verstärken Sie den Druck individuell.

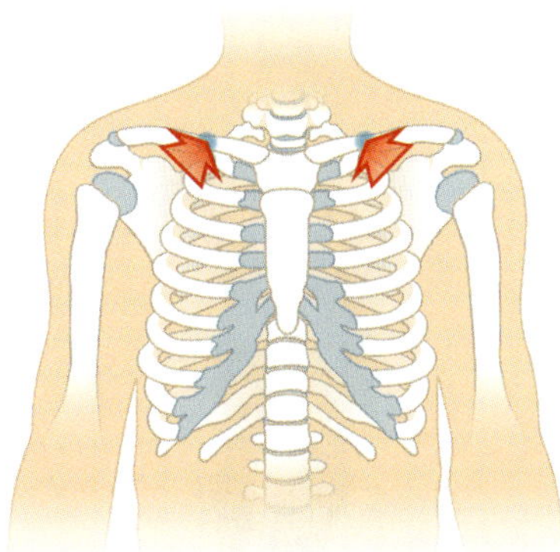

SCHULTERBLATT

Lindert Verspannungen und Schmerzen im gesamten Schulterbereich und verbessert die Beweglichkeit – besonders bei Einschränkungen durch Fehlhaltungen oder Überlastung.

- **Womit wird gedrückt?** Kegel mit Flachspitze
- **Wo wird gedrückt?** Stellen Sie sich seitlich-rückwärts zur Wand und platzieren Sie den Kegel so, dass seine Flachspitze gezielt auf die knöcherne Fläche des Schulterblatts drückt – ziemlich genau in der Mitte. Lehnen Sie sich mit dem Rücken leicht gegen den Kegel, sodass dieser stabil in der gewünschten Position bleibt. Der Arm auf der zu behandelnden Seite hängt locker nach unten oder kann zur Stabilisierung leicht vor dem Körper gekreuzt werden.

1

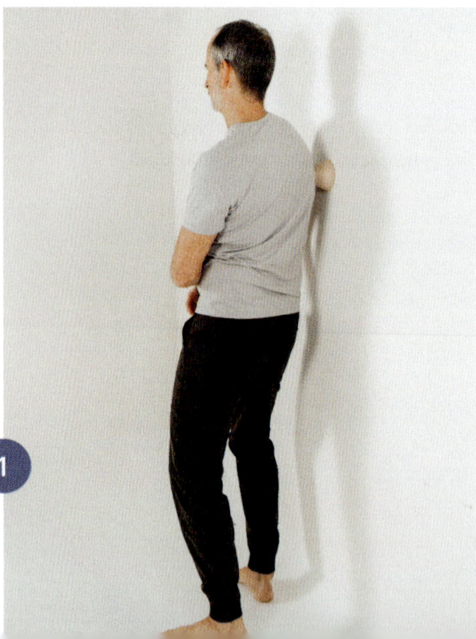

- **Wie genau wird gedrückt?** Verlagern Sie langsam Ihr Gewicht auf den Kegel, sodass sich ein spürbarer, aber gut aushaltbarer Druck auf die definierte Stelle des Schulterblatts aufbaut. Der Druck soll senkrecht von hinten nach vorn auf den Bereich einwirken. Justieren Sie gegebenenfalls minimal nach, indem Sie sich leicht auf- oder abwärts bewegen, um den für Sie optimalen Punkt zu finden.
- Halten Sie den Druck für etwa 60 bis 90 Sekunden, bis sich die Spannung reduziert und der Schmerz spürbar nachlässt.
- Wiederholen Sie die Anwendung bei Bedarf auf der anderen Seite.

Drücken Sie senkrecht von hinten nach vorn auf die knöcherne Fläche des Schulterblatts.

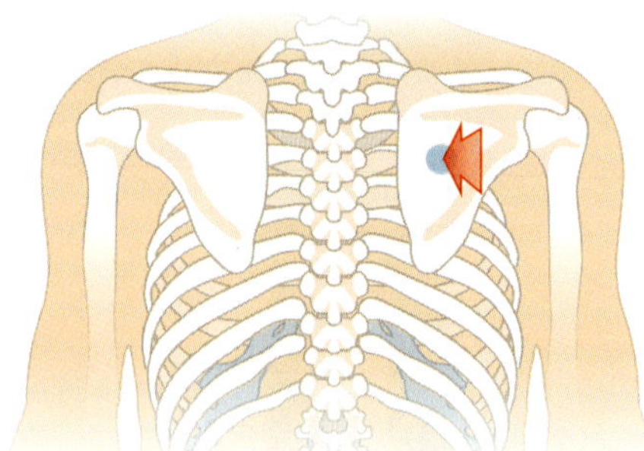

SCHULTERBLATTFINGER

Entspannt den kleinen Brustmuskel sowie den Bizeps und ist ein wichtiger Punkt für die gesamte Schulter.

- **Womit wird gedrückt?** Kugelgriff mit Spitze
- **Wo wird gedrückt?** Nehmen Sie den Kegel in die rechte Hand und tasten Sie mit der Linken die vordere Begrenzung des Schultergelenks ab – direkt oberhalb des großen Brustmuskels, leicht seitlich zum Halsansatz. Platzieren Sie dort die Kugel so, dass sie etwa am Übergang vom Schlüsselbein zum oberen Ansatz des Schulterblattfingers liegt.
- Wandern Sie nun mit der Kugel über den Bereich, bis Sie eine deutlich empfindliche Stelle spüren – meist liegt sie etwas unterhalb des Schlüsselbeins, Richtung Schulter.
- **Wie genau wird gedrückt?** Drücken Sie die Kugel mit kontrolliertem, aber stetigem Druck. Sie sollte senkrecht zum Gewebe stehen, sodass der Druck gezielt in die Tiefe des Gewebes wirkt. Achten Sie dabei auf eine ruhige, aufrechte Körperhaltung, ohne in eine Schonhaltung zu verfallen.
- Verweilen Sie auf dem Punkt für etwa 60 bis 90 Sekunden. Atmen Sie währenddessen ruhig und gleichmäßig – versuchen Sie, bewusst in den Druckpunkt »hineinzuatmen« und Ihre Schultern dabei locker zu lassen.
- Wenn Sie möchten, wiederholen Sie die Anwendung anschließend auf der anderen Seite, wenn auch dort Bedarf besteht.

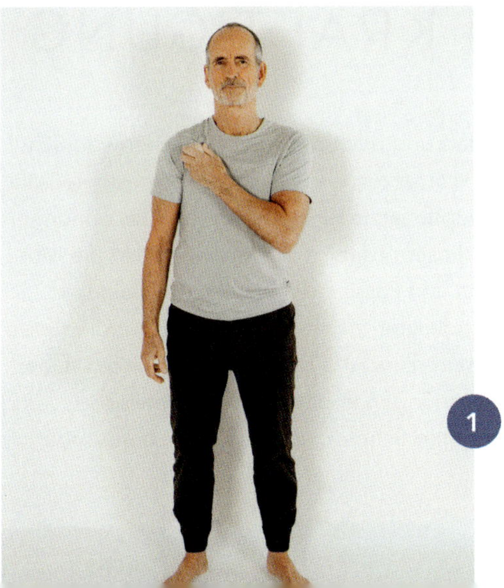

Drücken Sie mit gleichbleibendem Druck senkrecht zum Gewebe oberhalb des Brustmuskels.

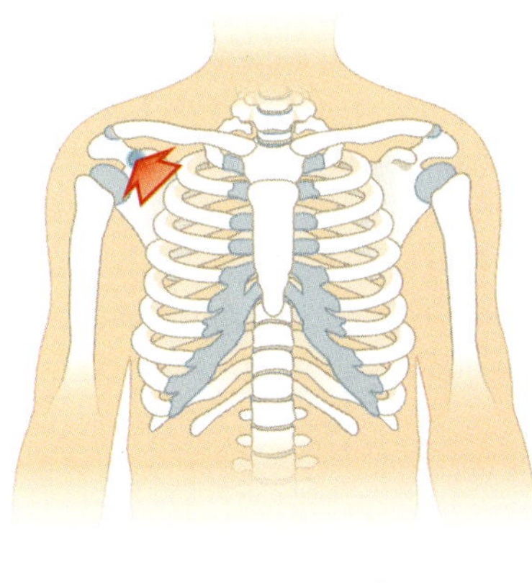

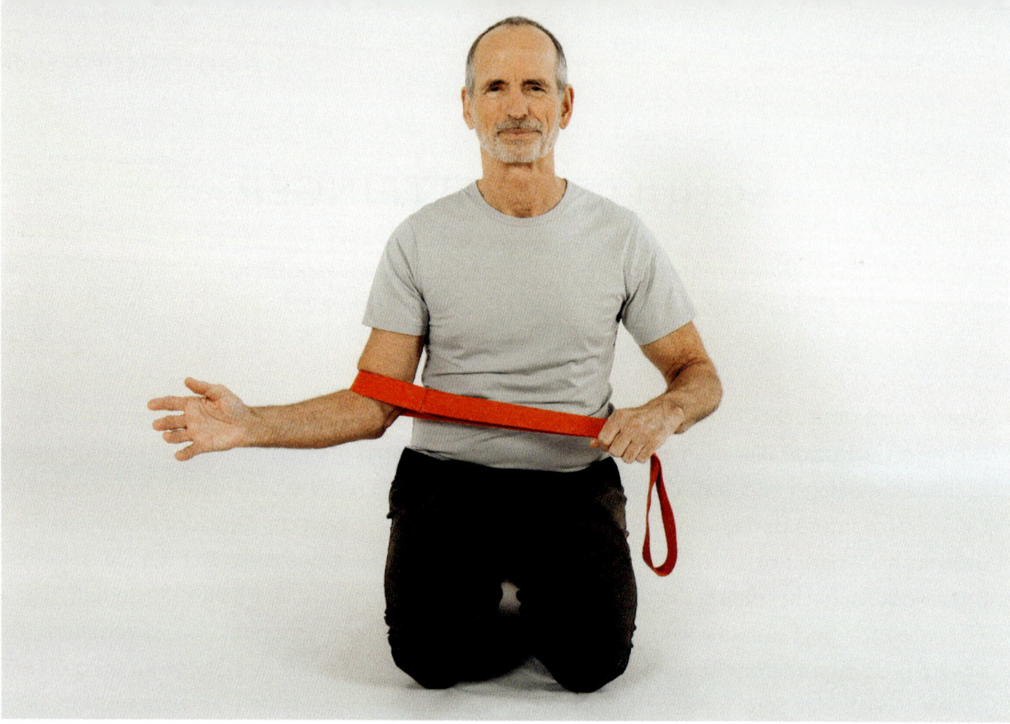

LIEBSCHER & BRACHT-ÜBUNGEN ZUR DEHNUNG UND SPEZIELLEN KRÄFTIGUNG

Wir haben häufig Schmerzen in den Schultern, weil wir die Arme im Alltag zu wenig bewegen und sie beim viel zu vielen Sitzen immer nach vorn unten halten, ohne diese Einseitigkeiten aktiv auszugleichen. Als biomechanische Folge verspannen sich die Muskeln und Faszien vor allem im Bereich der Brust und werden immer unflexibler. Dadurch entstehen viel zu große Kräfte in den Schultergelenken, die unserer Erfahrung nach die Hauptursachen von Schulterschmerzen sind. Ausgleichen bedeutet, die Hauptursache für die reaktiven Anspannungen in diesem Bereich zu beheben, also die Muskeln und Faszien der Schultern wieder lang und flexibel zu machen. Ist die grundlegende Schmerzursache beseitigt, können sich Überspannungen abbauen und normalisieren – und mit den Schmerzen ist es auf Dauer vorbei.

DAZU DIENT DAS TRAINING

Es gibt nur eine Möglichkeit, die Fehlentwicklung zu stoppen, umzukehren und die zu hohen Kräfte, die im Bereich der Schulter wirken, wieder zu normalisieren: regelmäßiges Dehnen und Flexibilisieren der überbeanspruchten Muskeln und Faszien. Genauso müssen die vom Gehirn gesteuerten Spannungen der Muskelfasern wieder normalisiert werden. Beides geschieht durch unsere speziellen Übungen. Sie enthalten passive Dehnung, isometrisches Krafttraining im endgradigen Bereich, also im maximal erreichbaren Gelenkwinkel, und aktive Dehnung.

- Die passive Dehnung zieht einfach nur die Muskeln und Faszien auseinander, also in die Länge, damit die zu große Spannung so schnell wie möglich aus diesem Bereich herausgenommen wird.
- Das isometrische Gegenspannen trainiert die Kraft in genau den Winkeln, in denen die Muskeln zu schwach sind, und verbessert die Ansteuerung darin. Dadurch können sich die Schultern wieder in bestmöglicher Gelenkgeometrie bewegen. Gleichzeitig entfernt das isometrische Üben Anspannungsknoten (sogenannte Triggerpunkte) aus den Muskeln.
- Die aktive Dehnung ist ein Nerven-Gehirn-Training. Es sorgt für eine gute Abstimmung zwischen den Muskeln, die sich zusammenziehen, und denen auf der Gegenseite, die nachgeben müssen (Agonisten, Antagonisten). Das verbessert die Bewegungsgeometrie noch einmal in anderen Winkeln. Nur durch aktives Ansteuern können die im Gehirn gespeicherten Bewegungsprogramme zur Muskelansteuerung optimiert und neue Muskelprogramme installiert werden. Die Übungen, die wir Ihnen ab **Seite 82** vorstellen, kräftigen, was zu schwach ist, dehnen und flexibilisieren, was zu stark zieht und zu angespannt ist, und sorgen für Bewegungsleichtigkeit bei gleichzeitig optimierter Gelenkführung. Im Gegensatz zum herkömmlichen Krafttraining verkürzt dieses Training die Muskeln nicht bzw. hinterlässt so gut wie keine Restanspannungen (Restkontraktionen). Es verfilzt nicht die Faszien und erhöht die Muskelspannung nicht über das normale Maß hinaus.

DAS BRAUCHEN SIE FÜRS ÜBEN

- 10 bis 15 Minuten Zeit und Ruhe, je nach den Bereichen, die Sie dehnen möchten
- Je nach den Varianten, die Sie üben möchten, einen Platz auf festem Boden, aber mit weicher Unterlage (Matte, Teppich, Decke), eine Wand, an die Sie sich lehnen können, einen Stuhl oder ein anderes stabiles Sitzmöbel
- Übungsschlaufe, Schulterretter oder ein alternatives Hilfsmittel wie auf **Seite 62 f.** beschrieben

DAS BESONDERE AN UNSEREN ÜBUNGEN

Unsere Übungen basieren auf meiner (Roland) über 50-jährigen Kampfkunsterfahrung. Ohne diese hätte ich sie nie entwickeln können. Einige grundlegende Erkenntnisse daraus machen sie einzigartig in der Wirkung, was man ihnen aber zunächst nicht ansieht, da viele von ihnen oberflächlich betrachtet wie geläufige Dehnungsübungen aus der Gymnastik oder dem Yoga wirken. Was die Liebscher & Bracht-Übungen von diesen unterscheidet, ist unser Ziel, speziell durch Schmerzentstehung definierte Engpässe im Körper wieder »gängig zu machen«, sowie die in den Übungen enthaltene Technik, die Zeitdauer einer Übung und die sehr exakt definierte Intensität, mit der man übt, um beste Ergebnisse in kürzester Zeit zu erzielen.

Die Übungszeit

Die meisten Menschen, die sich schon jetzt dehnen, machen das unserer Einschätzung nach zu kurz. Meist liest man von nur sieben, 15 oder 20 Sekunden Dehnungszeit, die einige Male hintereinander wiederholt werden soll. Unserer Erfahrung nach ist das viel zu kurz, was auch durch die moderne Faszienforschung bestätigt wird.[53] Denn die für diese Effekte wichtigen Faszien beginnen erst nach etwa 30 Sekunden nachzugeben, zu »fließen«, wie es die Faszienforscher nennen. Deswegen dehnen wir bei Liebscher & Bracht mindestens 2 bis 2,5 Minuten lang. Nur bestimmte Yogasysteme dehnen ähnlich lange oder noch bedeutend länger. Das wiederum machen wir nicht, weil das Verhältnis zwischen eingesetzter Zeit und Dehnungseffekt unserer Erfahrung nach spätestens ab drei Minuten immer uneffizienter wird. Dies ist ein nicht zu unterschätzender Faktor, der unsere Übungen überhaupt erst alltagstauglich macht. Denn die Zeitknappheit ist für viele Menschen der stärkste Hinderungsgrund dafür, Übungen solcher Art regelmäßig zu praktizieren.

SICHERHEITSMASSNAHMEN

Sind Sie noch unsicher, ob manche Übungen eventuell eine Überforderung für Ihren Körper und Ihre Schultern sein könnten? Dann lesen Sie bitte noch einmal die Sicherheitsmaßnahmen ab **Seite 55**.

Die Intensität

So gut wie alle Dehnungssysteme, vor allem solche, die mit (Schmerz-)Patienten arbeiten, empfehlen, die Dehnung nicht weiter zu steigern, sobald das Dehnungsgefühl in leichten Schmerz umschlägt. Das entspricht etwa einer mittleren Stufe auf unserer Intensitätsskala **(siehe Seite 55 f.)**. Man befürchtet, den Körper zu überfordern, vielleicht sogar zu schädigen oder zu verletzen, wenn man zu sehr in den Schmerz hineindehnt. Die Konsequenz daraus ist jedoch, dass unserer Erfahrung nach zu unterschwellig trainiert wird, und die

Wirksamkeit viel geringer ausfällt, als sie sein könnte und auch müsste, um eine intensive Schmerzminderung zu erreichen. Mit anderen Worten: Diese Reizsetzung halten wir von Liebscher & Bracht für zu gering, als dass man damit den Körper animieren könnte, seine Fähigkeit zur Umstrukturierung vollständig zu nutzen. Die Ergebnisse sind nicht nur schlechter, sie sind im Vergleich zu unserer Vorgehensweise, möglichst nah an die Schmerzgrenze heranzugehen, aber immer darunter zu bleiben, geradezu minimal bei gefühlt vielleicht 10 bis maximal 20 Prozent des Möglichen. Die eingangs erklärten Zusammenhänge zur Höhe des Druckschmerzes gelten für den durch die Liebscher & Bracht-Übungen ausgelösten Schmerz genauso wie bei der Light-Osteopressur und der Faszien-Rollmassage.

Die Details

Es gibt Hunderte oder gar Tausende Dehnungsübungen, die alle für bestimmte Anforderungen optimiert sind, die sie erfüllen sollen. Bei den meisten Systemen zielten die Entwickler auf die Dehnung bestimmter Muskeln.

Es gibt darüber hinaus heute auch Systeme, die gezielt bestimmte Faszienlinien aufdehnen möchten. Je nach Sportart wird ein bisschen anders gedehnt, um für genau diese Sportart fit zu sein. Im traditionellen Yoga geht es darum, blockierte Nadis – die Energieleitbahnen des ayurvedischen Meridiansystems – frei zu machen beziehungsweise sie so »energetisch kurzzuschließen«, dass die angestrebte spirituelle Entwicklung unterstützt wird. Man könnte auch sagen, dass der Energiefluss in Körper und Geist angeregt werden soll, um die Entwicklung des Bewusstseins zu unterstützen.

Das Ziel vonLiebscher & Bracht ist zunächst ein völlig anderes. Wir möchten mit unseren Übungen Gelenkwinkel, die vor allem durch 27 Engpässe im ganzen Körper immer eingeschränkter benutzt werden können, wieder »gängig machen«. Wir dehnen also rein funktionell. Deswegen ist die genaue Ausführung

WENN DER BEKANNTE SCHMERZ AUFTAUCHT

Es kann vorkommen, dass Sie in der Dehnung genau den Schmerz spüren, den Sie eigentlich loswerden möchten. Die normale Reaktion ist: »Oh, das schadet mir, das darf ich nicht tun!« Dabei ist genau das ein Zeichen dafür, dass die Übung gegen Ihren Schmerz wirken kann. Denn wenn dieser Schmerz beim Dehnen ausgelöst wird, dann heißt das: Jetzt »ziehen« Sie exakt an der unflexiblen Struktur, damit diese wieder länger wird. Hinterher ist der Engpass mehr geöffnet und der Körper wird weniger belastet, sodass weniger Schmerzen vom Körper erzeugt werden – bestenfalls verschwinden sie ganz.

nach unseren exakten Anweisungen so fundamental wichtig. Ob wir dabei mehr die Muskel-, Faszien- und Sehnenstrukturen, Nerven oder Energieleitbahnen dehnen, spielt dabei keine Rolle. Hauptsache, exakt der Gelenkwinkel, der eingeschränkt ist, wird dadurch wieder beweglich und der Engpass beseitigt. Unser Ziel ist also die Wiederherstellung einer möglichst 100-prozentigen Beweglichkeit – mit dem Resultat der Schmerzfreiheit und leichtgängigen, verschleißfreien Bewegung bis ins höchste Alter.
Natürlich sind unsere Liebscher & Bracht-Übungen mit allen anderen Dehnübungen kombinierbar und sorgen dann dafür, dass etwaige Einseitigkeiten der anderen Systeme, Sportarten oder des Alltags, die zu Schmerzen im Bereichd er Schulter führen würden, ausgeglichen werden.

Die Kombination der Übungen

Mit nur 27 Grundübungen kann es gelingen, den Körper von Kopf bis Fuß schmerzfrei zu halten. Jede der Liebscher & Bracht-Übungen erfüllt dabei eine bestimmte Aufgabe – und je nach Schmerz werden zwei bis fünf Übungen so kombiniert und ihre Varianten so ausgewählt, dass sich damit die bestmöglichen Ergebnisse in der kürzestmöglichen Zeit erreichen lassen.
Dieses hocheffektive System zu entwickeln, war nur möglich, weil ich (Roland) über einige Jahrzehnte unterschiedliche Kampfkünste trainiert habe, die immer wieder verschiedene Beweglichkeiten verlangten. Und da meine Zeit knapp war, wollte ich auf möglichst effiziente Weise bei den notwendigen Dehnungen und Beweglichkeitssteigerungen vorankommen. Das Ergebnis sind unsere speziellen Liebscher & Bracht-Übungen.

Die Parallelentwicklung der Übungen und der Osteopressur

Der andere Faktor, ohne den dieses Übungssystem nicht hätte entwickelt werden können, war der dauernde Abgleich mit unseren Erfahrungen mit Schmerzpatienten in den letzten mehr als 35 Jahren. Denn die Osteopressur wurde ja zeitgleich mit den Übungen entwickelt. Eines wäre ohne das andere niemals möglich gewesen.

Der wichtigste Grundsatz des Übens: Konsequenz

Schulterschmerzen entstehen gemäß unserem Erklärungsmodell häufig, weil die Anspannungen der Muskeln im Bereich der Schultern immer höher und die Faszien immer unnachgiebiger werden. Dieser Prozess kann Jahre oder gar Jahrzehnte dauern. Erst nach dieser »Vorbereitungszeit« werden die Kräfte rund um oder in die Schulter so groß, dass der Körper sie nicht mehr tolerieren kann. Denn es droht dann ein Verschleiß, der so groß ist, dass der Körper mit dem Reparieren nicht mehr nachkommen würde oder plötzliche Schädigungen immer wahrscheinlicher werden.

WAS BEDEUTET PASSIV UND AKTIV DEHNEN?

Bei der Passivdehnung benutzt man den Boden, eine Wand oder unsere Schlaufe bzw. unseren Schulterretter, um sich in die Dehnung ziehen oder drücken zu lassen. Passiv nennt man das, weil es eine Kraft von außen ist, die das tut. Bei der Aktivdehnung dagegen zieht man sich aus eigener Kraft mit den Muskeln der Gegenseite des Dehnungsbereichs – aktiv – in die Dehnung.

Wird die Spannung durch unsere Therapie so gemindert, dass der Körper diese Schmerzen abschalten kann, ist noch längst nicht alles wieder in bester Ordnung. Dann geht es darum, die Übungen unvermindert weiterzumachen – vielleicht irgendwann nicht mehr täglich, aber immer noch einige Male pro Woche und schließlich noch einmal wöchentlich. Letztendlich kommt es darauf an, wie stark der Input an spannungserhöhenden oder flexibilitätsmindernden Einflüssen Ihres Bewegungsalltags ist. Aber eines ist zweifelsfrei entscheidend: Irgendwann mit den Liebscher & Bracht-Übungen einfach wieder aufzuhören, weil Sie schmerzfrei sind, wäre ein großer Fehler. Doch keine Sorge: Bei Bedarf wird Ihr Körper Sie auch in diesem Fall wieder ans Üben erinnern, wenn auch auf negative Weise – mit Schmerzen.

SO FÜHREN SIE DIE ÜBUNGEN FÜR IHRE SCHULTERN AUS

Zunächst beschreiben wir Ihnen jeder der Liebscher & Bracht-Übungen ab **Seite 82** in der kompletten Ausführung in drei sich teilweise wiederholenden Übungsschritten.

Schritt 1 – Dehnen

- Nachdem Sie in die jeweils beschriebene Ausgangsposition gegangen sind, dehnen Sie sich zunächst passiv langsam immer mehr, bis Sie auf dem gerade noch positiven Schmerzlevel angekommen sind (Passivdehnung).
- Atmen Sie dabei möglichst tief und bewusst ein und aus.
- Wenn das Dehnungsgefühl nachlässt, weil Ihre Muskeln und Faszien nachgeben, steigern Sie – am besten jeweils bei der Ausatmung – Stück für Stück die Dehnung noch etwas weiter.
- Dehnen Sie sich auf diese Weise 30 Sekunden lang.

Schritt 2 – Gegenspannen

- Im nächsten Übungsschritt spannen Sie für zehn Sekunden zunehmend so stark wie möglich mit Ihren Muskeln gegen die Dehnung an – und zwar genau dort, wo Sie den Dehnungsschmerz am meisten spüren. Dieses Gegenspannen soll als Maximalkrafttraining ausgeführt werden, da die Ergebnisse desto besser sind, je größer die Kraft ist, mit der Sie gegenspannen.

Der einzige Grund, das Gegenspannen zu begrenzen, wäre, dass die Intensität des Schmerzes über die auf **Seite 56** angesprochene Grenze hinausgehen würde. In diesem Fall verringern Sie die Spannung wieder leicht.

- Beim Gegenspannen darf keine Bewegung stattfinden, das heißt, die Körrperhaltung verändert sich rein äußerlich nicht. Dies wird als isometrisch bezeichnet.
- Anschließend dehnen Sie sich für weitere 20 Sekunden passiv weiter, wobei Sie die Dehnung wieder konsequent immer weiter steigern – so stark, dass Sie gerade noch Wohlschmerzen verspüren.
- Dieses Gegenspannen mit dem anschließenden abermaligen Vertiefen der Dehnung wiederholen Sie noch zweimal, ehe Sie die Übung beenden (insgesamt also drei Durchgänge).

Schritt 3 – Aktivdehnung in derselben oder in einer neuen Position

- Zum Abschluss der Übung nehmen Sie die veränderte Position ein. Alternativ können Sie sich noch einmal für zehn Sekunden mit aller Kraft – auch wieder mit Ihrer Maximalkraft – aktiv in die Dehnung ziehen (Aktivdehnung).

Sanftere Vorstufen

Je nach Ihrem Zustand und abhängig davon, wie gewohnt körperliche Übungen solcher Art für Sie sind, kann es sein, dass die komplette Übungsabfolge zu Beginn noch zu anspruchsvoll ist. Nachfolgend finden Sie deswegen einige Vorstufen, die auch schon deutliche Wirkungen entfalten, dabei aber wesentlich einfacher durchzuführen sind.

- **Einfachste Ausführung:** Gehen Sie in die beschriebene Position und dehnen Sie sich über einen Zeitraum von 2,5 Minuten zunehmend passiv. Im Grunde weiten Sie Schritt 1 der kompletten Ausführung auf diesen längeren Zeitraum aus. Während dieser Übungszeit atmen Sie möglichst tief ein und aus und steigern – vorzugsweise beim Ausatmen – die Dehnung immer weiter, ohne die Grenze zu übersteigen, bei der der Schmerz belastend wird.
- **Zweite Vorstufe:** Üben Sie Schritt 1 für eine Minute. Machen Sie dann Schritt 2, spannen Sie aber mit steigender Kraft nicht nur zehn Sekunden, sondern 30 Sekunden lang zunehmend dagegen. Steigern Sie die Dehnung anschließend noch einmal für 1 Minute zunehmend. Bleiben Sie wie immer beim gewohnten Intensitätsgrad.
- **Dritte Vorstufe:** Beginnen Sie wie in der zweiten Vorstufe mit Schritt 1 für 1 Minute. Machen Sie dann Schritt 2 und spannen Sie mit steigender Kraft 30 Sekunden lang zunehmend dagegen. Steigern Sie die Dehnung anschließend noch einmal für 30 Sekunden zunehmend. Führen Sie im Anschluss daran für 30 Sekunden Schritt 3 (die Aktivdehnung) durch. Bleiben Sie auch hier bei einem hohen Intensitätsgrad.

BEIDSEITIG ÜBEN? WIE LANGE WEITERÜBEN?

Auch wenn sich die Schmerzen nur an einer Schulter bemerkbar machen, legen wir Ihnen ans Herz, unsere Übungen immer auf beiden Seiten auszuführen. Nur wenn die Zeit knapp ist oder Sie bemerken, dass bei einer Übung eine Seite einen viel befreienderen Einfluss hat als die andere, können Sie diese Seite öfter üben. Üben Sie nicht nur, bis Sie schmerzfrei sind, sondern solange Sie Ihre anderen individuellen Bewegungsgewohnheiten beibehalten. Denn wenn Sie diese nicht ändern, dürfen Sie auch die Übungen nicht ändern. Denken Sie daran, dass Sie mit diesen Übungen Ihren Bewegungsalltag stets aufs Neue wieder ausgleichen. Nur wenn Sie Ihre Sportart wechseln, von einem Auto mit Schaltgetriebe auf Automatik wechseln oder statt im Erdgeschoss im vierten Stock wohnen, können Sie Ihre Übungen ändern oder vielleicht auch teilweise weglassen. Die genaue Handlungsanweisung dazu liefert Ihnen Ihr Körper – mit Schmerzen.

WIE VIEL ZEIT EINPLANEN?

Planen Sie bei Schulterschmerzen für Ihre Dehnübungen sechsmal pro Woche etwa10 bis 15 Minuten ein. Wenn Sie merken, dass Sie mit einer Viertelstunde täglich nicht hinkommen, zum Beispiel weil zu Beginn der Positionswechsel zu lange dauert, dann verteilen Sie die Übungen auf zwei Tage, üben also jede Übung nur dreimal pro Woche. Alternativ können Sie auch die wichtigsten Übungen sechsmal wöchentlich machen und andere, die Ihnen leichter fallen, nur dreimal wöchentlich. Eins steht fest: Je länger Sie die Übungen praktizieren, desto sicherer werden Sie in Ihrer Einschätzung.

PROBETRAINING

Sie haben die Möglichkeit, das Kräftigen und Dehnen der hier gezeigten Partien und noch vieler anderer gemeinsam mit Roland nach seiner Anleitung in Mitmachvideos in der Liebscher & Bracht App zu üben. Das Highlight der App sind sonntägliche 30-Minuten- und wochentägliche 8-Minuten-Trainings, die für Schmerzfreiheit und immer höhere Beweglichkeit von Kopf bis Fuß sorgen. Ziel: Je älter wir werden, desto schmerzfreier und beweglicher sein. Wir schenken Ihnen als Leserin und Leser dieses Buches kostenfreies Probetrainieren. Scannen Sie dazu den unten stehenden QR-Code oder klicken Sie: www.lie-br.com/app

SEITLICHE SCHULTERN UND RUMPF MIT DEM SCHULTERRETTER DEHNEN

Mobilisiert den Schultergürtel, verbessert die seitliche Rumpfspannung und reguliert gezielt muskulär-fasziale Engpässe im Schulterbereich

- **Position:** Stellen Sie sich aufrecht in hüftbreiter Fußstellung hin. Nehmen Sie den Schulterretter zur Hand und führen Sie beide Arme über den Kopf. Greifen Sie die Enden des Gurts so, dass ein spürbarer Zug zwischen den Armen entsteht – die Hände sind weiter als schulterbreit auseinander, die Ellbogen fast gestreckt, der Schulterretter ist straff. Ihre Wirbelsäule bleibt aufgerichtet, das Brustbein zeigt nach oben vorn und der Bauch ist leicht aktiviert. (1)
- **Dehnen:** Führen Sie die gestreckten Arme in einem weiten Bogen langsam nach hinten und unten, bis Sie eine deutliche Dehnung in den Schultern, der Brust sowie im seitlichen Rumpfbereich spüren. Achten Sie darauf, die Schultern bewusst unten zu lassen und die Bewegung aus den Schultergelenken heraus zu führen. (2)
- **Gegenspannen:** Erzeugen Sie nun eine Gegenspannung, indem Sie mit beiden Händen aktiv gegen den Zug des Gurts »auseinanderziehen«, als wollten Sie den Schulterretter verlängern – ohne dabei die Armposition zu verändern.
- **Aktivdehnung:** Legen Sie den Schulterretter beiseite und versuchen Sie, die Arme ohne Hilfsmittel über dem Kopf in einer ähnlichen Position zu halten. Aktivieren Sie dabei bewusst Schulter- und Rumpfmuskulatur. Ziehen Sie die Arme dabei leicht nach hinten und oben, ohne ins Hohlkreuz zu fallen. (3)

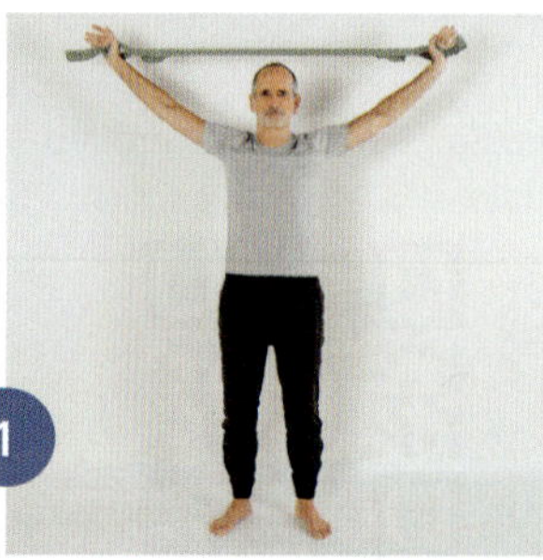
1

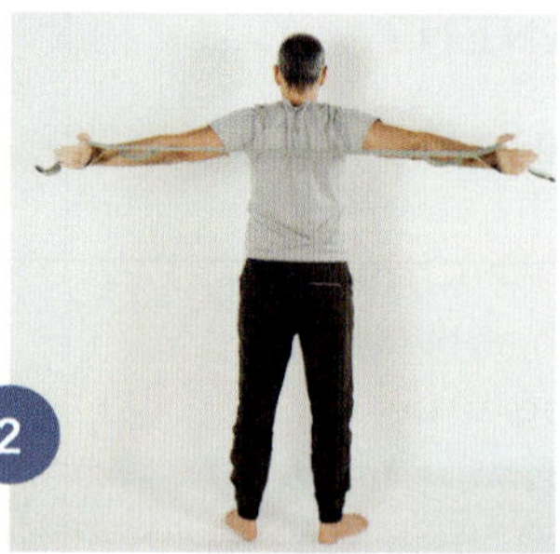
2

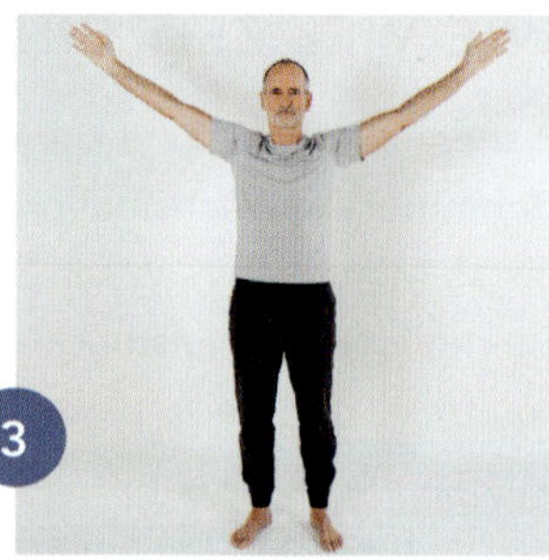
3

BRUST- UND SCHULTERVORDERSEITE AN DER TÜRRAHMENKANTE DEHNEN

Mobilisiert die Schultervorderseite, löst Verkürzungen in der Brustmuskulatur und verbessert die aufrechte Haltung im Alltag.

- **Position:** Stellen Sie sich in einen offenen Türrahmen. Heben Sie beide Arme seitlich etwa im 30-Grad-Winkel (über Schulterhöhe) an und legen Sie die Handflächen an den Türrahmen. Achten Sie darauf, dass Ihre Schultern unten bleiben, die Arme gestreckt sind und Ihre Wirbelsäule aufgerichtet bleibt. Das Brustbein zeigt leicht nach oben vorn, der Bauch ist sanft aktiviert.
- **Dehnen:** Verlagern Sie Ihr Körpergewicht langsam nach vorn, sodass die Arme leicht hinter der Körperlinie zurückbleiben. Dadurch entsteht eine spürbare Dehnung in der Brustmuskulatur sowie im vorderen Schulterbereich. Halten Sie die Position, oder steigern Sie die Dehnung, sobald die Intensität nachlässt, ohne ins Hohlkreuz zu fallen – das Becken bleibt stabil, der Kopf in Verlängerung der Wirbelsäule. (1)
- **Gegenspannen:** Erzeugen Sie anschließend eine isometrische Gegenspannung, indem Sie mit den Armen sanft gegen den Türrahmen drücken – als wollten Sie sie nach vorn zusammenführen, ohne dass sich die Haltung verändert. Halten Sie diese Spannung maximal. Danach lösen Sie den Druck, kehren kontrolliert in die passive Dehnung zurück und steigern sie. Wiederholen Sie das noch 2-mal.
- **Aktivdehnung:** Lösen Sie die Arme vom Türrahmen und versuchen Sie, sie aktiv in der leicht angehobenen Position zu halten – als wären sie weiterhin abgestützt. Spannen Sie bewusst die rückwärtig ziehenden Muskeln an und ziehen Sie die Arme so intensiv wie möglich nach hinten.

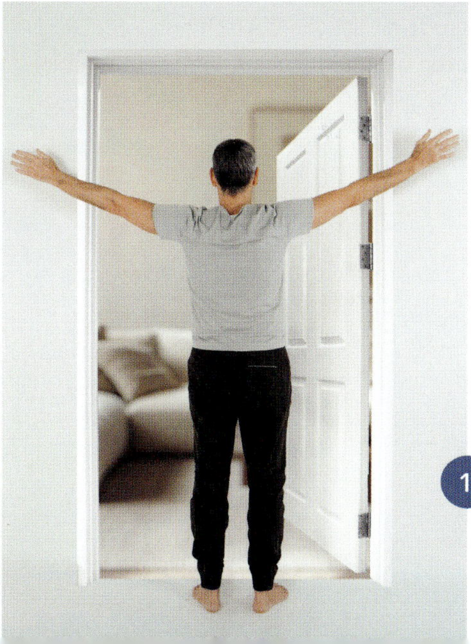

1

BRUSTMUSKULATUR MIT GEBEUGTEN ARMEN AM TÜRRAHMEN DEHNEN

Verbessert die Schulterbeweglichkeit und steigert die Flexibilität der Muskeln und Faszien an der Vorderseite – ideal in Kombi mit der vorhergegangenen Übung.

- **Position:** Stellen Sie sich aufrecht in einen offenen Türrahmen. Nehmen Sie die Arme auf 10 Grad (über Schulterhöhe) und beugen Sie die Ellbogen, bis die Unterarme senkrecht nach oben zeigen. Platzieren Sie nun Unterarme und Handflächen am Türrahmen. Die Hände drücken gegen diesen, ohne Spannung in den Schultern aufzubauen.
- **Dehnen:** Verlagern Sie das Körpergewicht langsam und kontrolliert nach vorn, sodass eine gezielte Dehnung im Bereich der großen und kleinen Brustmuskulatur sowie im vorderen Schulterbereich entsteht. Der Nacken bleibt entspannt, die Schultern bleiben unten . Mit jeder Ausatmung geben Sie der Dehnung etwas mehr nach. (1)
- **Gegenspannen: Spa**nnen Sie isometrisch dagegen, indem Sie die Hände aktiv gegen den Türrahmen drücken, ohne dass sich die Position sichtbar verändert. Lassen Sie locker und verstärken Sie die Dehnung wieder bis zur gewünschten Intensität. Wiederholen Sie das Gegenspannen, Lockerlassen und Steigern der Dehnung noch 2-mal.
- **Aktivdehnung:** Lösen Sie sich vom Türrahmen, halten Sie die Arme in derselben Position und ziehen Sie die Hände kraftvoll so weit es geht nach hinten. (2)

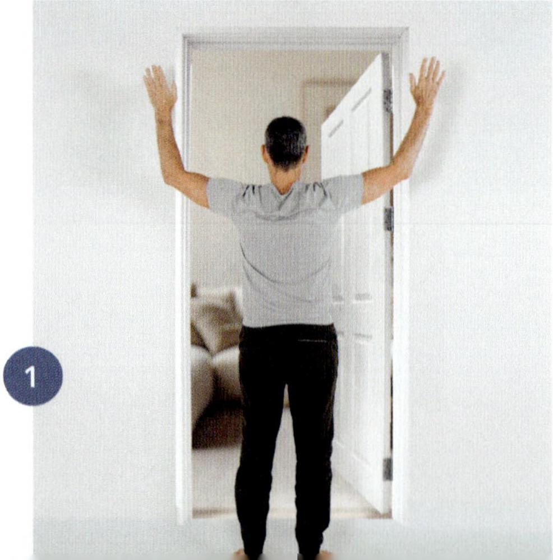

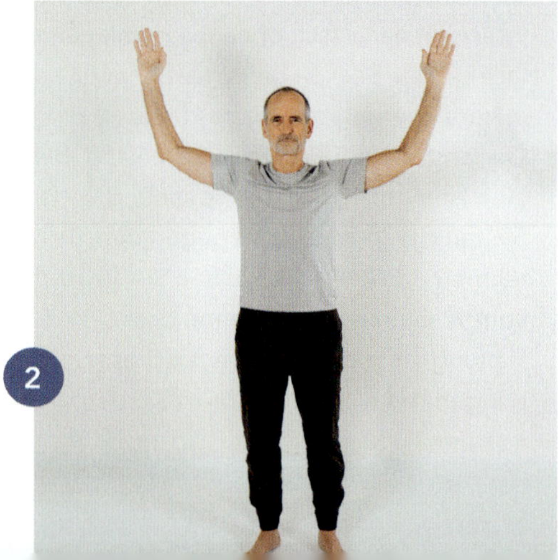

VORDERE SCHULTER- UND BRUST-MUSKULATUR IN EINER ECKE DEHNEN

Ideal zur Verbesserung der Schulterbeweglichkeit und hilfreich, um muskuläre Verkürzungen und Verspannungen im Schultergürtel und der Brust nachhaltig zu regulieren.

- **Position:** Stellen Sie sich aufrecht vor eine Zimmerecke. Platzieren Sie die Hände flach an den Wänden, leicht oberhalb der Waagrechten (etwa im 10-Grad-Winkel nach oben zeigend). Die Arme sind gestreckt, die Schultern nach unten gezogen und die Brustwirbelsäule ist sanft aufgerichtet.
- **Dehnen:** Verlagern Sie Ihr Gewicht langsam zur Wand, lassen Sie aber die Arme in ihrer Position. Sie sollten eine spürbare Dehnung im Bereich der vorderen Schulterpartie sowie der oberen Brustmuskulatur wahrnehmen. Achten Sie darauf, die Schultern unten zu halten und nicht ins Hohlkreuz zu fallen. (1)
- **Gegenspannen:** Drücken Sie bei gestreckten Ellbogen, so fest es geht, gegen die Wände, als wollten Sie sich aus der Ecke schieben, ohne aber die Position zu verändern. Lassen Sie locker und verstärken Sie die Dehnung erneut bis zur gewünschten Intensität. Wiederholen Sie das Gegenspannen, Lockerlassen und Steigern der Dehnung noch 2-mal.
- **Aktivdehnung:** Lösen Sie die Hände von den Wänden und ziehen Sie die Arme nur durch Muskelkraft in der leicht überhorizontalen Position so weit wie möglich zurück. Spannen Sie dabei bewusst den Bauch leicht an, um ein Hohlkreuz zu vermeiden. (2)

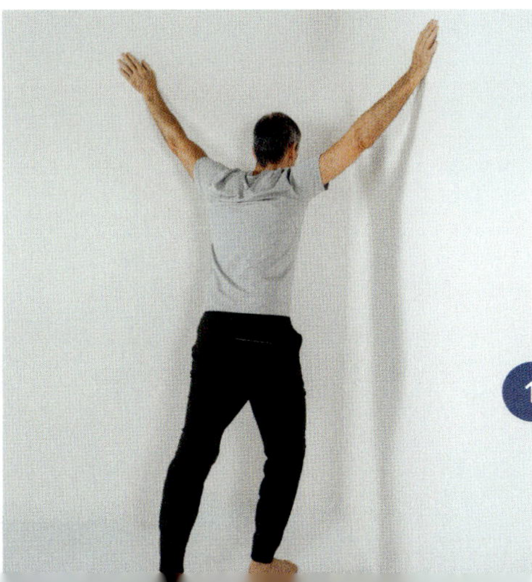
1

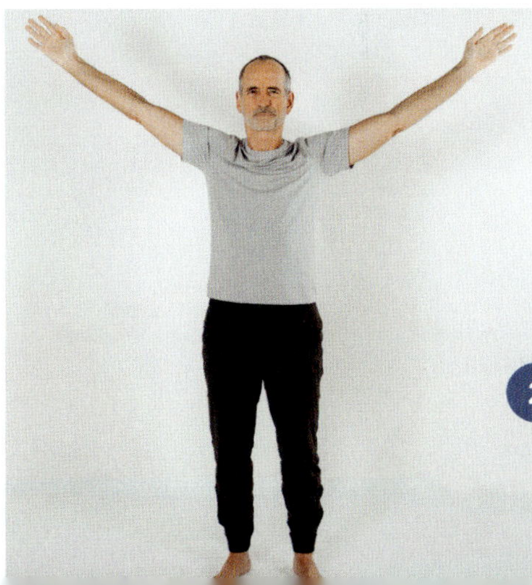
2

BRUSTMUSKULATUR MIT ZWEI STÜHLEN DEHNEN – ARME GESTRECKT

Diese Übung eignet sich hervorragend zur Mobilisierung und Entspannung der Brustmuskulatur, falls kein Türrahmen oder keine Ecke zur Verfügung stehen.

- **Position:** Knien Sie sich hüftbreit und stabil zwischen zwei Stühle, die jeweils etwa eine Armlänge seitlich von Ihnen entfernt stehen. Beugen Sie den Oberkörper in der Hüfte nach vorn, der Rücken bleibt gerade, das Brustbein zeigt Richtung Boden. Strecken Sie nun beide Arme zur Seite und legen Sie die Hände auf die Sitzflächen. Die Arme sollten in etwa auf Schulterhöhe verlaufen. Der Kopf bliebt in Verlängerung der Wirbelsäule, der Nacken ist entspannt.
- **Dehnen:** Lassen Sie sich bei gestreckten Armen zwischen die Stühle sinken, ohne den unteren Rücken zu überstrecken, bis Sie eine spürbare Dehnung im Bereich der Brustmuskulatur und im vorderen Schulterbereich wahrnehmen. Atmen Sie ruhig in die Dehnung hinein und lassen Sie den Brustkorb bei jeder Ausatmung etwas mehr sinken. (1)
- **Gegenspannen:** Aktivieren Sie die Brustmuskeln, indem Sie mit beiden Händen gegen die Sitzflächen drücken, als wollten Sie die Stühle in den Boden drücken – verändern Sie dabei aber nicht Ihre Position. Halten Sie diese isometrische Spannung, bevor Sie wieder lockerlassen, und verstärken Sie dann die Dehnung erneut bis zur erwünschten Intensität. Noch 2-mal.
- **Aktivdehnung:** Lösen Sie beide Hände von den Stühlen, richten Sie sich auf und versuchen Sie, die Arme in derselben Position nur mit Muskelkraft aktiv gestreckt zu halten.

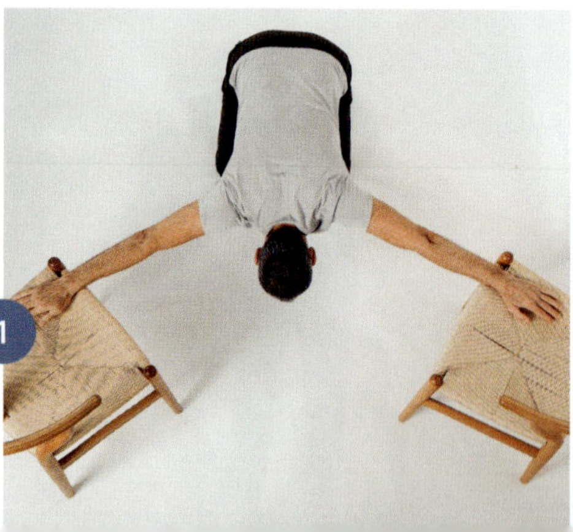
1

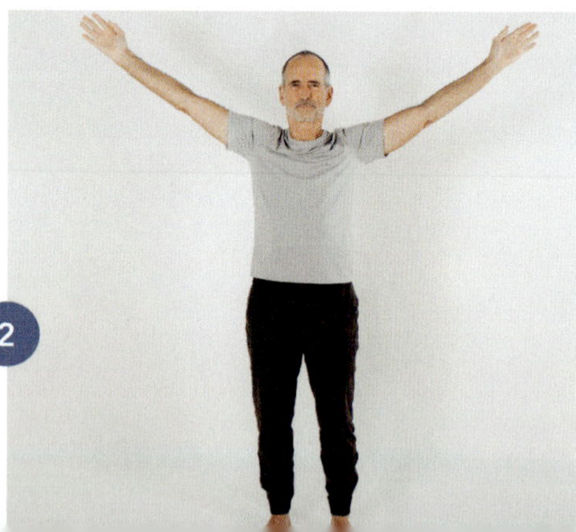
2

BRUSTMUSKULATUR MIT ZWEI STÜHLEN DEHNEN – ARME GEBEUGT

Öffnet nachhaltig die Brustpartie, bessert Schulterschmerzen, fördert die Beweglichkeit und beugt einem Rundrücken vor – besonders wenn Sie viel sitzen oder vornübergebeugt arbeiten.

- **Position:** Nehmen Sie die gleiche Position wie bei der Übung links ein. Diesmal sind die Arme jedoch nicht gestreckt, sondern leicht gebeugt.
- **Dehnen:** Sinken Sie nun langsam mit dem Brustkorb zwischen die beiden Stühle, das obere Ende des Brustbeins voran, bis Sie eine intensive Dehnung im Bereich der Brustmuskulatur und der vorderen Schulter spüren. Der Kopf bleibt in Verlängerung der Wirbelsäule, der Nacken lang. Vermeiden Sie es, ins Hohlkreuz zu fallen – das Becken bleibt leicht aufgerichtet. Achten Sie dabei auf eine gleichmäßige Atmung. (1)
- **Gegenspannen:** Erzeugen Sie eine maximale Gegenspannung, indem Sie mit den Unterarmen so fest wie möglich nach unten gegen die Stuhlflächen drücken, als wollten Sie die Stühle tiefer in den Boden schieben. Die Position der Arme bleibt dabei unverändert. Halten Sie diese isometrische Spannung. Danach lassen Sie sie bewusst los und lassen das obere Ende Ihres Brustbeins noch tiefer nach unten absenken.
- **Aktivdehnung:** Lösen Sie sich anschließend aus der Position und richten Sie sich auf. Führen Sie die Arme nun ohne Unterstützung aktiv in die gleiche Stellung – Ellbogen auf 30°, Unterarme senkrecht nach oben. Halten Sie diese Position und ziehen Sie aktiv Ihre Hände so weit wie möglich nach hinten. (2)

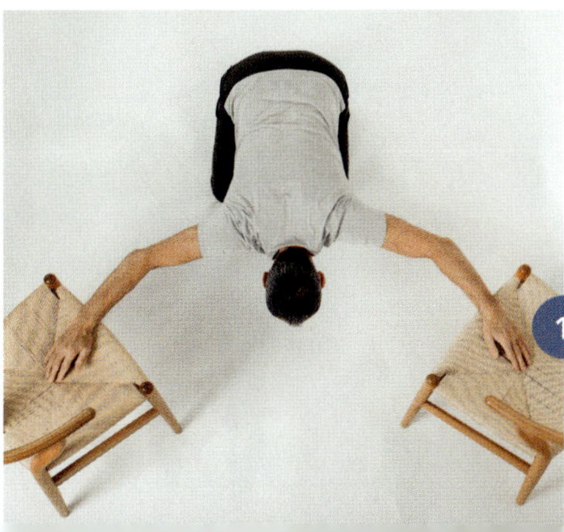

1

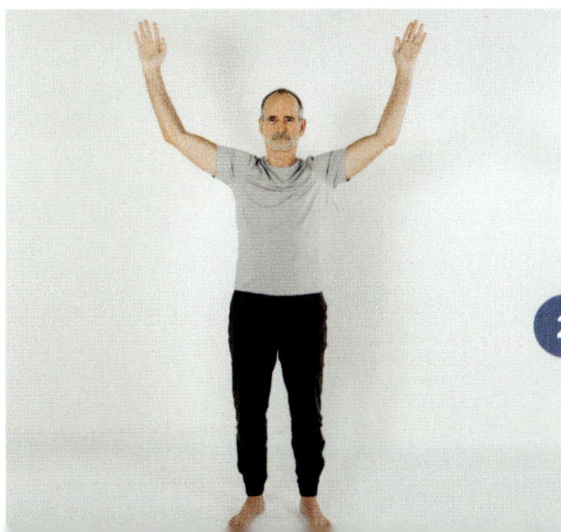

2

EINSEITIGE DEHNUNG DER BRUSTMUSKULATUR AN DER WAND

Diese Übung unterstützt die gezielte Öffnung der Brustmuskulatur der übenden Seite und hilft bei einseitigen Schulterschmerzen und Verspannungen oder Einschränkungen.

- **Position:** Stellen Sie sich seitlich im leichten Abstand vor eine Wand. Legen Sie den rechten Arm im 10-, 30- oder 45-Grad-Winkel (über Schulterhöhe) an die Wand. Versuchen Sie, die Schulter so dicht wie möglich an der Wand zu positionieren, im besten Fall berührt sie diese, bleibt dabei aber schön locker. Der linke Arm dient zur Stabilisierung. Achten Sie auf eine aufgerichtete Wirbelsäule. Das Brustbein zeigt leicht nach vorn oben, der Bauch ist sanft aktiviert.
- **Dehnen:** Drehen Sie den Oberkörper langsam und kontrolliert von der Wand weg, sodass Sie eine spürbare Dehnung im rechten Brustmuskel und an der Vorderseite oder innen an der Schulter wahrnehmen. Achten Sie darauf, nicht ins Hohlkreuz zu fallen und die Schultern entspannt zu lassen. (1)
- **Gegenspannen:** Drücken Sie mit der rechten Hand fest gegen die Wand, als wollten Sie sie wegschieben – verändern Sie aber ihre Position nicht. Lösen Sie die Spannung danach und dehnen Sie sich weiter. Wiederholen Sie die Abfolge noch 2-mal.
- **Aktivdehnung:** Lösen Sie sich von der Wand. Halten Sie den Arm aktiv im eben geübten Winkel und versuchen Sie, ihn aus eigener Kraft weit nach hinten oben zu ziehen. (2)

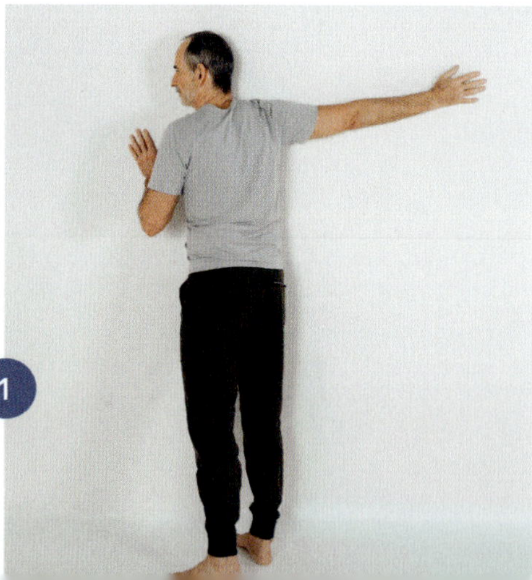
1

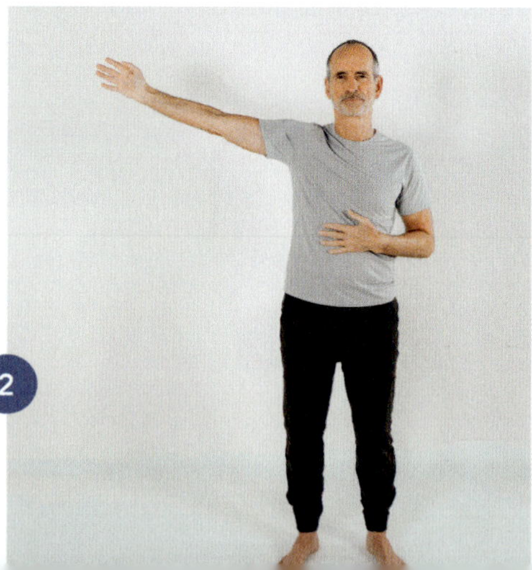
2

EINSEITIGE DEHNUNG DER BRUSTMUSKULATUR MIT GEBEUGTEM ARM

Diese Übung fördert Schmerzfreiheit und Beweglichkeit im Schulter- und Brustbereich und hilft gezielt bei Verkürzungen durch einseitige Belastungen, etwa durch langes Sitzen.

- **Position:** Stellen Sie sich seitlich mit dem rechten Arm zur Wand. Beugen Sie den rechten Arm im Ellbogen, bis der Unterarm senkrecht nach oben zeigt. Die Handfläche liegt flach auf der Wand, die Finger zeigen nach oben. Achten Sie darauf, dass Schulter und Arm in einer Linie bleiben und nicht nach vorn ausweichen. Versuchen Sie mit der rechten Schulter so nah wie möglich an die Wand zu kommen.
- **Dehnen:** Drehen Sie langsam den Oberkörper nach links, sodass Sie eine intensive Dehnung im Bereich der rechten Brustmuskulatur, vor allem im Bereich des großen Brustmuskels, und des vorderen Schulterbereichs spüren. (1)
- **Gegenspannen:** Drücken Sie mit der rechten Hand fest gegen die Wand, als wollten Sie sie wegschieben – verändern Sie aber ihre Position nicht. Halten. Anschließend lösen Sie die Spannung kontrolliert und vertiefen die Dehnung durch eine weitere Körperrotation nach links. Noch 2-mal.
- **Aktivdehnung:** Lösen Sie sich von der Wand. Halten Sie den Arm in der Position. Ziehen Sie das Schulterblatt aktiv zur Wirbelsäule und die Hand nach hinten, um die Brustmuskeln aus eigener Kraft zu dehnen. (2)

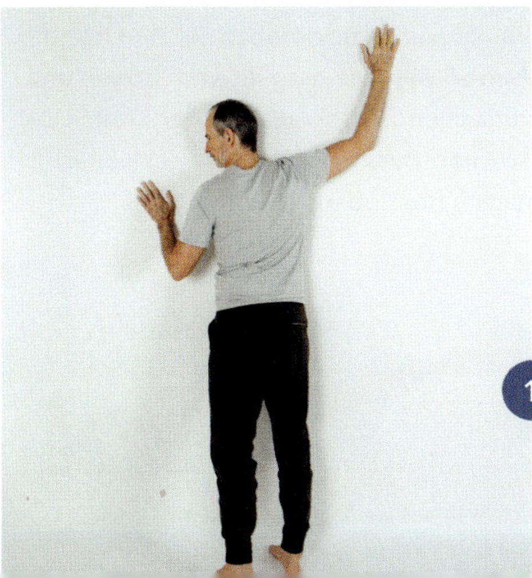
1

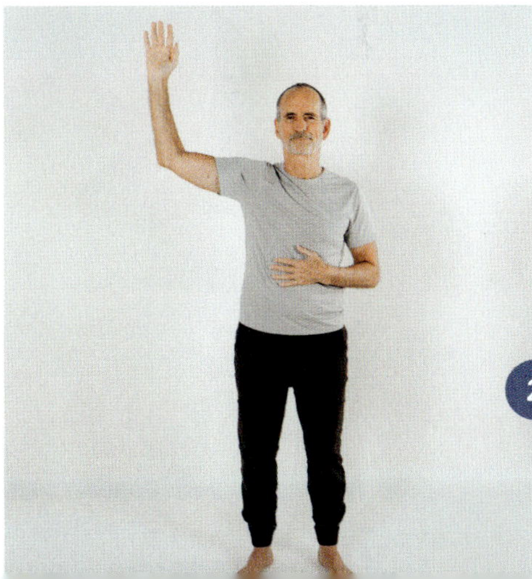
2

BRUSTMUSKELN EINSEITIG DEHNEN IN DER BAUCHLAGE – GESTRECKTER ARM

Fördert die Schmerzfreiheit und Beweglichkeit im Schulter- und Brustbereich und hilft bei Verkürzungen durch einseitige Belastungen im Alltag.

- **Position:** Legen Sie sich in Bauchlage auf eine weiche Unterlage oder Matte. Strecken Sie den rechten Arm seitlich vom Körper weg und legen Sie ihn in etwa 10 Grad (über Schulterhöhe) mit der Handfläche nach unten am Boden ab. Der linke Arm liegt angewinkelt vor dem Körper und stützt Sie auf Kopfhöhe ab. Die rechte Schulter liegt möglichst nah am, idealerweise auf dem Boden. Der Kopf liegt mit der rechten Schläfe am Boden. Winkeln Sie nun das linke Bein an und legen Sie den linken Fuß vor das rechte Knie.

1

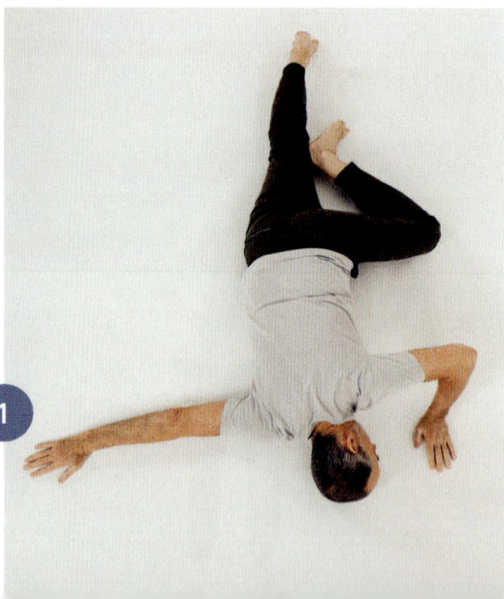

- **Dehnen:** Beginnen Sie langsam, den Oberkörper nach links aufzudrehen. Achten Sie darauf, dass der rechte Arm sich nicht mit anhebt. In dieser Position entsteht eine spürbare Dehnung im rechten Brustmuskel und an der Vorderseite der Schulter. Drehen Sie sich, so gut es geht, immer weiter in die Dehnung nach links. (1)
- **Gegenspannen:** Drücken Sie die rechte Hand und den Arm so fest wie möglich in den Boden, ohne die tatsächliche Position zu verändern. Lassen Sie locker und verstärken Sie dann die Dehnung wieder, bis Sie die nötige Intensität erreicht haben. Das wiederholen Sie noch 2-mal.
- **Aktivdehnung:** Kehren Sie langsam in die Bauchlage zurück. Heben Sie den rechten Arm so weit wie möglich vom Boden und versuchen Sie, ihn aus eigener Kraft in der 10-Grad-Position möglichst viel weiter nach hinten oben zu führen. (2)

2

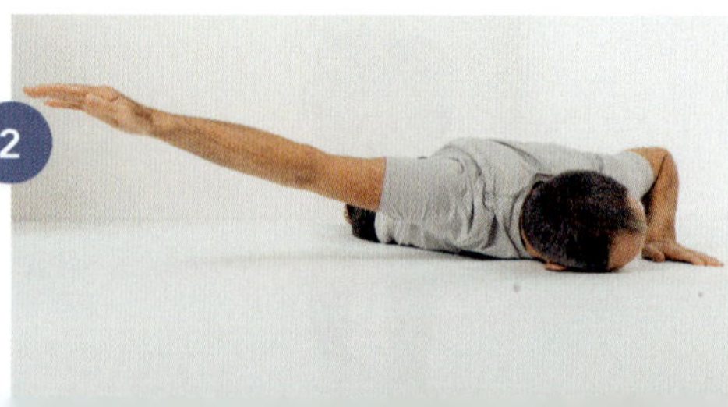

BRUSTMUSKELN EINSEITIG DEHNEN IN DER BAUCHLAGE – GEBEUGTER ARM

Hilft gegen Schmerzen und Bewegungseinschränkungen im Bereich von Schulter und Brust und löst gezielt muskuläre Verkürzungen und fasziale Spannungen.

- **Position:** Legen Sie sich flach auf den Bauch. Strecken Sie den rechten Arm seitlich etwa 10 Grad (über Schulterhöhe) vom Körper weg. Die Handfläche zeigt nach unten, der Ellbogen ist gebeugt, der Unterarm liegt parallel zum Körper. Die linke Hand wird auf dem Boden in Kopfhöhe abgestützt. Winkeln Sie nun das linke Bein an und legen Sie den linken Fuß vor das rechte Knie.
- **Dehnen:** Drehen Sie Ihren Oberkörper langsam nach links, während der rechte Arm in seiner Position stabil auf dem Boden bleibt. Der Kopf kann dabei mit der rechten Wange oder Schläfe aufliegen. Durch die Rotation entsteht eine gezielte Dehnung in der rechten Schulter- und Brustmuskulatur, sowie der vorderen Schulter. Atmen Sie bewusst in die gedehnte Seite hinein und achten Sie darauf, dass Sie in der passenden Dehnungsintensität bleiben. (1)
- **Gegenspannen:** Drücken Sie mit der linken Hand und dem gesamten Arm so fest wie möglich gegen den Boden, als wollten Sie ihn nach unten wegschieben, jedoch ohne tatsächliche Bewegung. Anschließend lösen Sie die Spannung und vertiefen, wenn möglich, die Dehnung durch Nachdrehen des Oberkörpers. Noch 2-mal wiederholen.
- **Aktivdehnung:** Lösen Sie die isometrische Spannung vollständig. Ziehen Sie aktiv das rechte Schulterblatt Richtung Wirbelsäule, und den rechten Arm so weit wie möglich nach oben, um die Brustmuskulatur aus eigener Kraft, also aktiv, zu dehnen. (2)

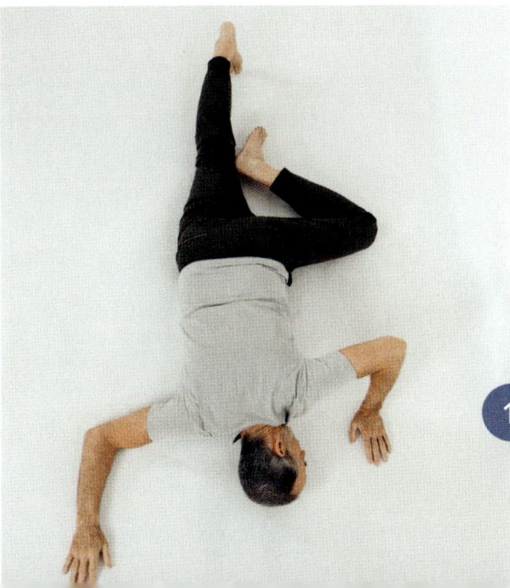

1

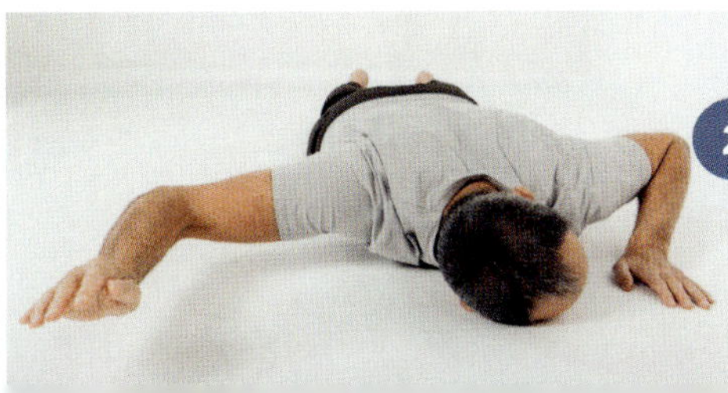

2

VORDERE SCHULTER UND OBEREN RÜCKEN AN DER WAND DEHNEN

Diese Übung dehnt wichtige zu Schulterschmerzen beitragende verspannte Muskeln und Faszien und trägt intensiv zur Verbesserung einer schlechten Haltung (Rundrücken) bei.

- **Position:** Stellen Sie sich in einem Ausfallschritt etwa eine Armlänge vor eine Wand. Platzieren Sie die Übungsschlaufe quer über beide Ellbogengelenke und nehmen Sie dann die Arme nach oben, ziehen Sie mit den Händen nach außen, damit die Ellbogen ganz gestreckt sind, und legen Sie die Handflächen flach an die Wand. Die Arme befinden sich dabei etwa in Verlängerung des Oberkörpers. Nehmen Sie das obere Ende Ihres Brustbeins Richtung Wand, bis Sie die Dehnung in den Schultergelenken und/oder am Rücken spüren. Achten Sie während der gesamten Übung auf eine aufgerichtete Wirbelsäule und vermeiden Sie Hohlkreuzbildung.
- **Dehnen:** Beugen Sie das vordere Bein leicht und bringen Sie Ihr Brustbein kontrolliert näher zur Wand. Dabei spüren Sie eine intensive Dehnung im Bereich der vorderen Schulter, der Achsel und des oberen Rückens. Die Ellbogen bleiben gestreckt, die Schultern weg von den Ohren. (1)
- **Gegenspannen:** Erzeugen Sie eine isometrische Gegenspannung, indem Sie die Hände so fest wie möglich gegen die

1

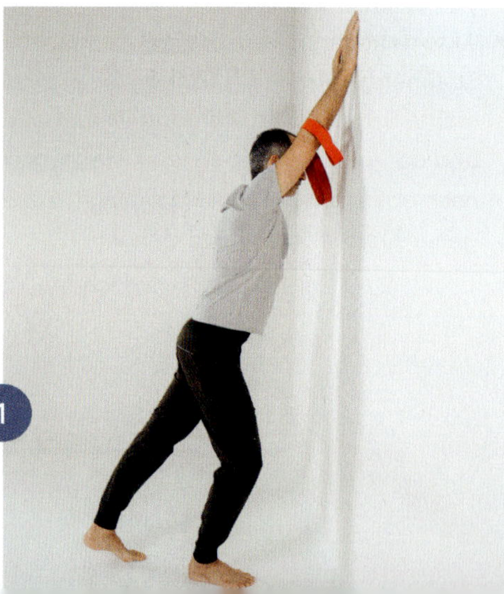

2

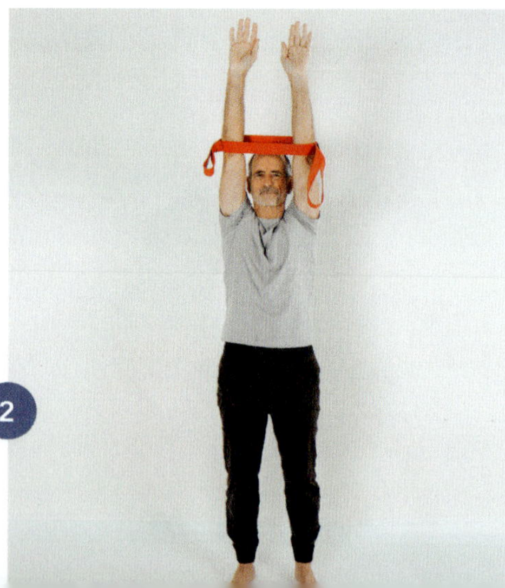

Wand drücken, jedoch ohne tatsächliche Bewegung. Lassen Sie dann wieder locker und führen Sie das obere Ende Ihres Brustbeins näher zur Wand. Noch 2-mal wiederholen.

- **Aktivdehnung:** Gehen Sie einen Schritt zurück. Versuchen Sie dabei die Arme in der gleichen Position zu lassen und ziehen Sie Ihre Arme so weit wie möglich nach oben, während Sie mit den Händen nach außen ziehen und die Schlaufe dadurch gespannt und die Ellbogen gestreckt halten. (2)

VARIANTE IM VIERFÜSSLERSTAND

- **Position:** Gehen Sie in den Vierfüßlerstand auf die Matte. Legen Sie die Übungsschlaufe direkt auf Ihre Ellbogengelenke und ziehen Sie die Hände nach außen, sodass die Schlaufe gespannt ist und Ihre Ellbogengelenke vollständig gestreckt sind. Die Knie stehen hüftbreit unter der Hüfte, die Hände sind weit nach vorn aufgestützt und die Arme gestreckt. Achten Sie darauf, dass Ihr Rücken gerade bleibt, das Brustbein zeigt leicht nach unten vorn.
- **Dehnen:** Senken Sie langsam das obere Ende Ihres Brustbeins in Richtung Boden zum Knie hin ab, während die Arme gestreckt bleiben und Sie das Gesäß leicht nach hinten führen. Der Kopf bleibt dabei locker zwischen den Armen. Durch diese Bewegung spüren Sie eine intensive Dehnung entlang der Vorderseite der Schultern, in den Schultergelenken sowie im oberen äußeren Rückenbereich. Die Schlaufe unterstützt Sie dabei, die Arme während der Übung stabil und gestreckt zu halten. (3)
- **Gegenspannen:** Aktivieren Sie gezielt Ihre Schultermuskulatur, indem Sie mit den Armen Ihre Hände so fest wie möglich gegen den Boden drücken – als wollten Sie sich aus der Position heraus nach oben wegschieben. Lassen Sie wieder locker und senken Sie Ihr Brustbein mehr ab. Wiederholen Sie das noch 2-mal.
- **Aktivdehnung:** Legen Sie sich auf den Rücken und nehmen Sie dabei die Arme mit der Schlaufe gestreckt mit. Ziehen Sie Ihre Lendenwirbelsäule bewusst aus dem Hohlkreuz heraus Richtung Boden. Bleiben Sie in dieser Anspannung, während Sie Ihre Arme, so weit es Ihnen möglich ist, gestreckt über den Kopf in Richtung Boden ziehen. (4)

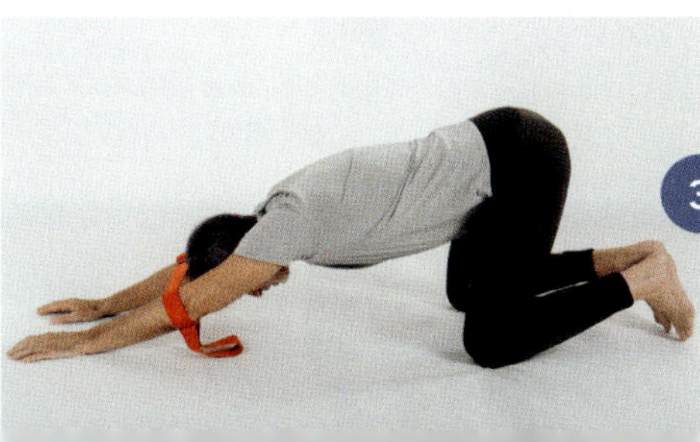
3

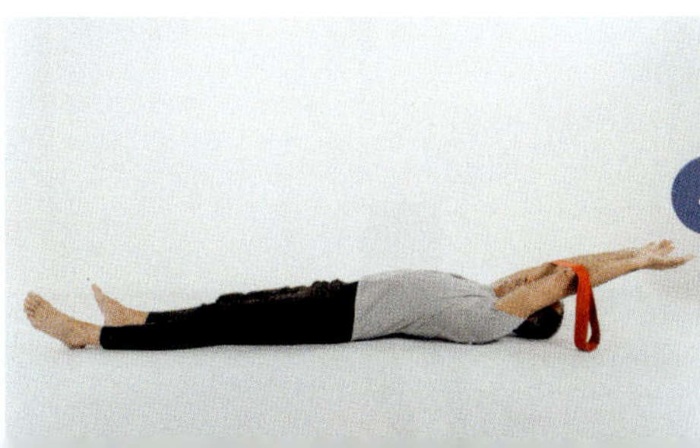
4

AKTIVE DEHNUNG FÜR VORDERE SCHULTER UND RÜCKEN

Diese Übung eignet sich hervorragend, um speziell für jede Seite Ihre Schulter effizient in dieser Achse aufzudehnen.

- **Position:** Stellen Sie sich in einem stabilen Ausfallschritt etwa eine Armlänge vor eine Wand. Strecken Sie den rechten Arm nach oben aus und legen Sie die Hand flach an die Wand. Der rechte Arm steht dabei in einem Winkel von etwa 10 bis 20 Grad vor der Senkrechten – in der Verlängerung des Oberkörpers. Halten Sie den Rumpf aufrecht, vermeiden Sie ein Hohlkreuz, indem Sie die Bauchmuskulatur aktivieren.
- **Dehnen:** Beugen Sie das vordere Bein leicht und ziehen Sie Ihre Achsel näher Richtung Wand. Lassen Sie gleichzeitig den Oberkörper nach vorn unten in Richtung Wand sinken, ohne ins Hohlkreuz zu gehen. Dabei entsteht eine spürbare Dehnung im Bereich der vorderen Schulter, der Achsel und entlang des oberen, äußeren Rückens. Achten Sie darauf, dass der Ellbogen vollständig gestreckt bleibt und die Schulter möglichst wenig nach oben geht. (1)
- **Gegenspannen:** Bauen Sie eine isometrische Gegenspannung auf, indem Sie mit der rechten Hand so fest wie möglich gegen die Wand drücken, als wollten Sie sich von ihr abstoßen, jedoch ohne dass eine Bewegung zustande kommt. Lassen Sie locker und verstärken Sie wieder die Dehnung, indem Sie mit der Achsel weiter nach vorn Richtung Wand gehen.
- **Aktivdehnung:** Gehen Sie ein Stück weg von der Wand und versuchen Sie, den rechten Arm im gleichen Winkel zu halten und die Dehnung noch zu verstärken. (2)

1
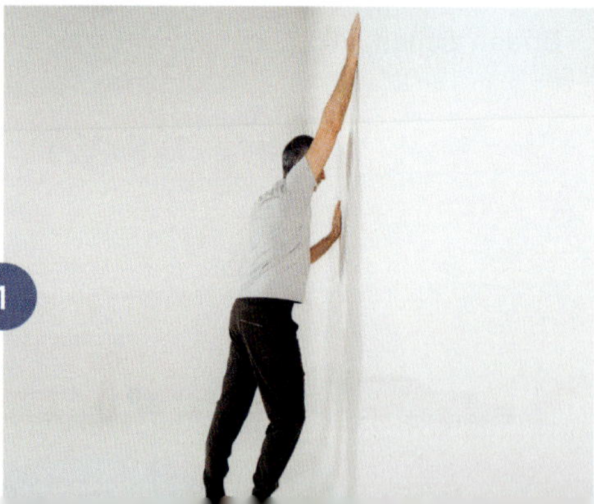

2
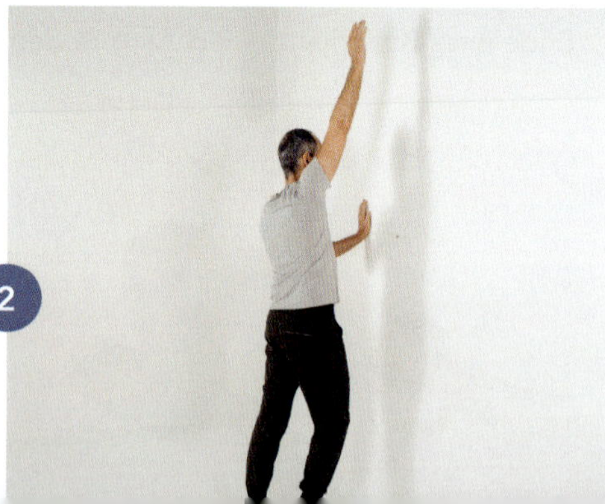

SCHULTER UND ARM IM SITZEN DEHNEN – MIT ÜBUNGSSCHLAUFE

Entspannt die vorderen Schulter- und Arm- sowie die Brustmuskeln. Eine der wichtigsten Übungen, um Schmerzen und Verspannungen in diesem Bereich wirksam zu mindern.

- **Position:** Setzen Sie sich auf den Boden, die Beine sind leicht angewinkelt, die Füße stehen hüftbreit auf dem Boden. Platzieren Sie Ihre Hände hinter dem Rücken auf dem Boden, etwa schulterbreit auseinander, die Finger zeigen nach hinten. Die Übungsschlaufe wird so um beide Hände gelegt, dass sie quer über dem Boden verläuft. Das verhindert, dass die Hände während der Übung nach außen ausweichen. Richten Sie die Wirbelsäule aktiv auf, öffnen Sie die Brust so weit wie möglich und ziehen Sie die Schultern zurück. »Laufen« Sie auf dem Gesäß nach vorn oder ziehen Sie mit Ihren Fingern die Hände zurück, bis Sie die Dehnung im Bereich der Schultern oder der Arme deutlich spüren.
- **Dehnen:** Erhöhen Sie die Dehnung und halten Sie immer wieder die angestrebte Intensität. Sie spüren die Dehnung in der Vorderseite der Schultern, im Schultergelenk selbst, im Bereich des Bizeps und der Brustmuskulatur. Achten Sie darauf, dass die Ellbogen vollständig gestreckt bleiben, die Schultern tief und hinten gehalten werden und der Nacken entspannt bleibt. (1)
- **Gegenspannen:** Erzeugen Sie eine isometrische Gegenspannung, indem Sie die Hände so fest wie möglich gegen den Boden drücken, ohne dabei die Position zu verändern. Lassen Sie wieder locker und intensivieren Sie die Dehnung, indem Sie Ihre Hände weiter nach hinten ziehen oder auf den Gesäßhälften weiter nach vorn »laufen«. Wiederholen Sie das noch 2-mal.
- **Aktivdehnung:** Lösen Sie die Hände vom Boden, richten Sie Ihren Rumpf weitestmöglich auf und ziehen Sie Ihre Hände so weit wie möglich nach hinten oben. (2)

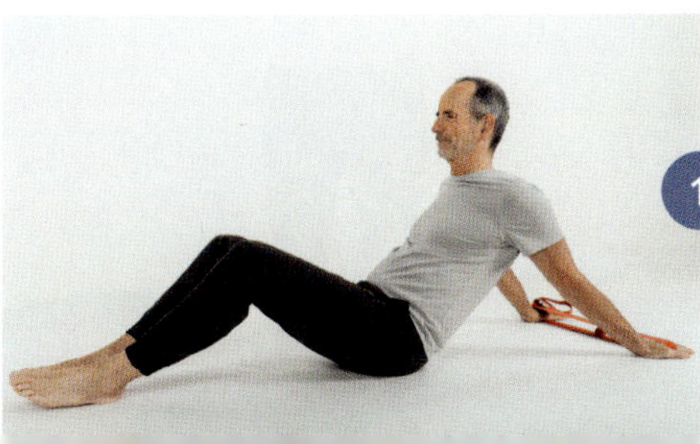
1

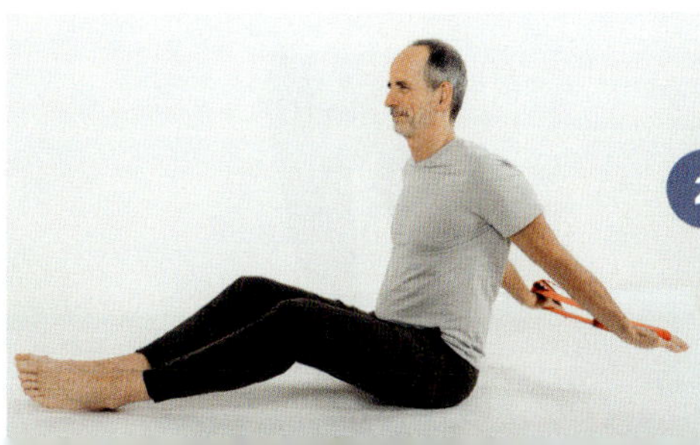
2

AKTIVE DEHNUNG FÜR DEN ARMSTRECKER – EINSEITIG

Reduziert Muskelspannungen im Armstreckerbereich und in der Schulterpartie und wirkt zusammen mit den vorangegangenen Übungen äußerst schmerzbefreiend.

- **Ausgangsposition:** Sie stehen aufrecht mit etwa einer halben Armlänge Abstand vor einer Wand. Nehmen Sie den rechten Arm nach oben und beugen Sie den Ellbogen. Die linke Hand greift vor dem Kopf vorbei das rechte Handgelenk.
- **Dehnen:** Stellen Sie sich so, dass die Wand den gebeugten Ellbogen nach hinten drücken kann. Bauen Sie dann immer mehr Druck mit dem Ellbogen auf und ziehen Sie mit der Linken die rechte Hand weitestmöglich zur Schulter, bis Sie die gewünschte Intensität der Dehnung in den Schultern oder im Oberarm spüren. (1)
- **Gegenspannen:** Drücken Sie den Ellbogen aktiv gegen die Wand, als ob Sie sie wegschieben wollen, und ziehen Sie die Hand nach oben, als wollten Sie den Arm strecken. Lassen Sie locker und drücken Sie den Ellbogen wieder von der Wand ab nach hinten, während Sie mit der linken Hand den rechten Unterarm wieder zur rechten Schulter ziehen. 2-mal wiederholen.
- **Aktivdehnung:** Lösen Sie den Ellbogen von der Wand und ziehen Sie ihn aktiv nach oben hinten, während Sie versuchen, mit der Hand immer näher zur Schulter zu kommen. Dabei nicht ins Hohlkreuz fallen. (2)

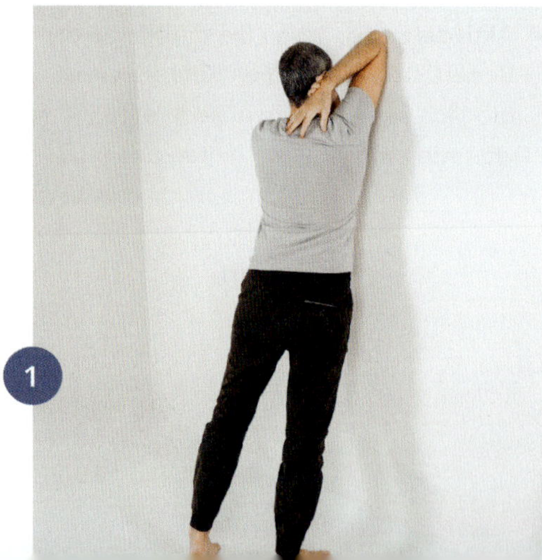

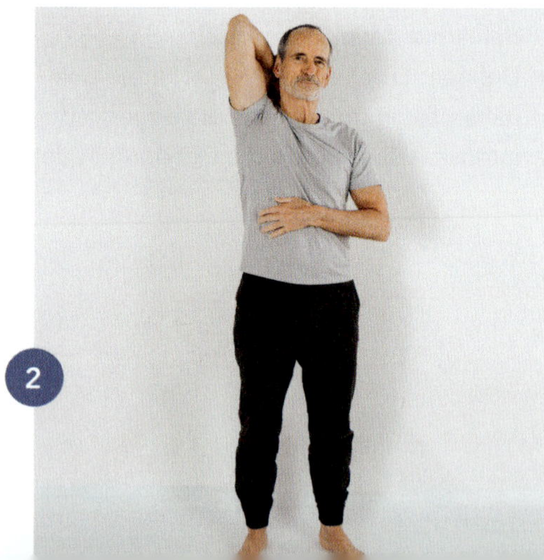

VARIANTE: DEHNUNG DES ARMSTRECKERS AUF DER MATTE

Die Wirkung dieser Übung entspricht der der vorherigen. Sie hat jedoch den Vorteil, dass Sie die Schwerkraft besser einsetzen können, um Ihr Übungsziel zu erreichen.

- **Position:** Legen Sie sich in Bauchlage auf eine bequeme Unterlage. Winkeln Sie den rechten Arm an und legen Sie die rechte Handfläche möglichst dicht zur rechten Schulter. Greifen Sie vor Ihrem Gesicht mit der linken Hand zum rechten Handgelenk und führen Sie so den rechten Arm zusätzlich möglichst nah zur rechten Schulter. Der linke Arm liegt angewinkelt und stabilisierend vor dem Körper auf dem Boden, der Kopf ist zur linken Seite gedreht und liegt entspannt auf dem linken Handrücken. Deshalb können Sie die Dehnung später durch leichten Druck mit dem Kopf verstärken. Lassen Sie Ihren rechten Ellbogen durch den Druck des Bogens möglichst weit zurückdrücken, damit Ihre Achselhöhle so dicht wie möglich zum Boden kommt.
- **Dehnen:** Üben Sie mit der linken Hand vermehrt Druck auf den rechten Unterarm aus. Lassen Sie den Boden Ihren rechten Ellbogen weiter nach hinten drücken, bis Sie die gewünschte Intensität in der Schulter erreicht haben. Durch diese Position spüren Sie eine gezielte Dehnung im hinteren Oberarm (Trizeps) sowie im seitlichen Bereich der Schulter und des oberen Rückens. Achten Sie darauf, den Druck behutsam aufzubauen und gleichmäßig in der richtigen Intensität zu halten. Atmen Sie ruhig in die Dehnung hinein. (3)
- **Gegenspannen:** Drücken Sie beim isometrischen Gegenspannen mit dem gedehnten rechten Ellbogen so fest wie möglich gegen den Boden und versuchen Sie den Arm zu strecken, jedoch ohne die Position tatsächlich zu verändern. Lassen Sie anschließend wieder locker und drücken Sie den Ellbogen erneut mit dem Boden nach hinten und mit der linken Hand den rechten Unterarm näher zur rechten Schulter. Wiederholen Sie das noch 2-mal.
- **Aktivdehnung:** Lösen Sie die linke Hand vom rechten Unterarm und halten Sie den gedehnten rechten Arm aus eigener Muskelkraft in der Position. Ziehen Sie dabei aktiv den Ellbogen so weit wie möglich Richtung oben. (4)

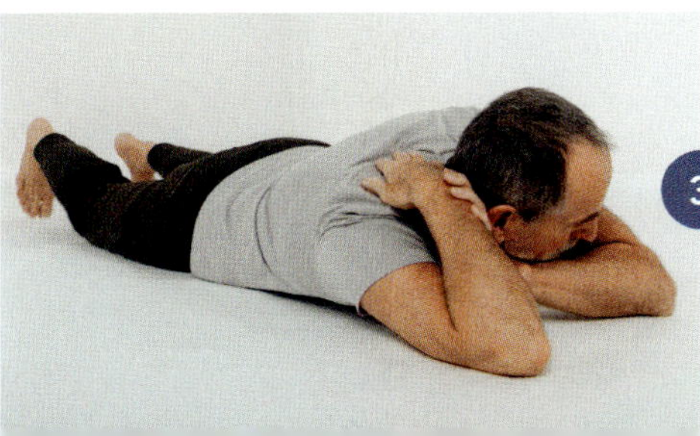
3

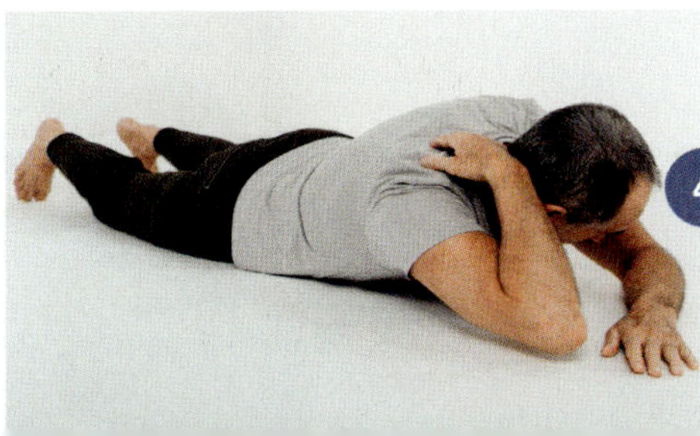
4

DEHNUNG DES ARMSTRECKERS MIT DER MEDIROLLE

Bei dieser anspruchsvolleren Übung bringen Sie durch die erhöhte Lage des Ellbogens die Schulter schon von Beginn an in eine Vordehnung.

- **Position:** Legen Sie sich in Bauchlage auf eine weiche Unterlage. Platzieren Sie die Medirolle quer unter dem rechten Ellbogen. Wenn der gestreckte rechte Arm in dieser Position nicht in einen horizontalen Winkel gebracht werden kann, üben Sie in dieser Position weiter und beugen ihn nicht noch zusätzlich. Wenn es Ihnen aber möglich ist, winkeln Sie den rechten Arm an, sodass die rechte Hand auf die rechte Schulter zeigt. Die linke Hand greift das untere Ende des rechten Unterarms und drückt, wenn Sie möchten, auch mithilfe des Kopfes, das rechte Handgelenk in Richtung rechte Schulter. Meist spüren Sie die Dehnung dort am intensivsten.
- **Dehnen:** Senken Sie die rechte Achselhöhle langsam ab, sodass sich der rechte Arm mit immer mehr Druck auf die Medirolle legt. Durch die Kombination aus Körpergewicht und Druck auf den Trizeps entsteht eine intensive Dehnung entlang des hinteren Oberarms bis hin zur Schulterregion. Die Medirolle verstärkt den Dehnimpuls durch eine saubere Ausrichtung des Arms. (1)
- **Gegenspannen:** Drücken Sie den rechten Arm, ohne ihn tatsächlich zu bewegen, so fest wie möglich gegen die Rolle, als wollten Sie sie in den Boden drücken. Nachdem Sie diese isometrische Spannung kurz gehalten haben, lösen Sie sie langsam und lassen sich, wenn möglich, noch etwas tiefer in die Dehnung sinken. Das heißt, die Achselhöhle kommt näher zum Boden und der rechte Unterarm näher an die Schulter.
- **Aktivdehnung:** Entfernen Sie die Medirolle und ziehen Sie den Ellbogen mit aller Kraft so weit wie möglich nach oben und das rechte Handgelenk weitestmöglich zur rechten Schulter. (2)

1
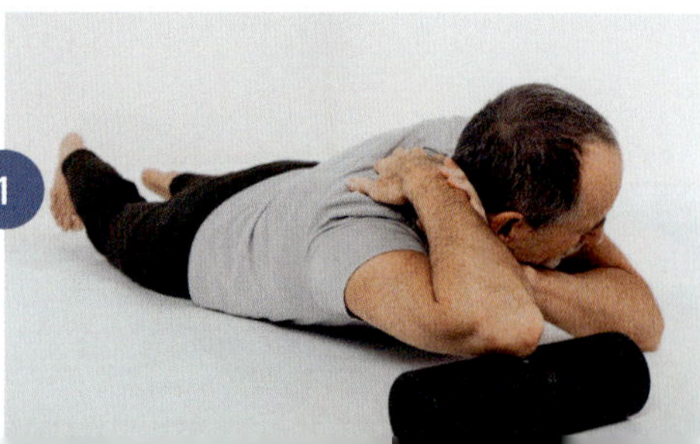

2
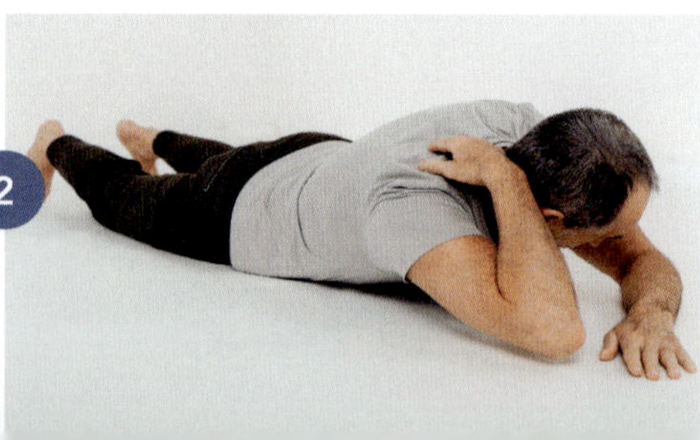

DEHNUNG DER HINTEREN SCHULTER – EINSEITIG AUF DER MATTE

Diese Übung dehnt und entspannt die rückwärtigen Schultermuskeln und ist so der Ausgleich zu den Schulterübungen, die vor allem die Spannungen an der Vorderseite normalisieren.

- **Position:** Legen Sie sich auf die rechte Seite und strecken Sie den rechten Arm in Schulterhöhe nach vorn. Die Handfläche zeigt nach oben. Der linke Arm stützt sich seitlich auf, um die Position zu stabilisieren. Beide Beine sind entspannt nach hinten gestreckt, das Becken bleibt in einer neutralen, bodennahen Haltung.
- **Dehnen:** Drehen Sie Ihren Oberkörper langsam nach rechts und nähern Sie Ihre linke Schulter immer mehr dem rechten Arm an. Drehen Sie sich also immer mehr Richtung Bauchlage, bis Sie die gewünschte Intensität erreicht haben. Sie spüren diese Dehnung meist hinten an oder in der Schulter. Oft klemmt es anfangs auch in der rechten Brust, wenn sie noch zu angespannt ist. Wenn Sie nur wenig Dehnung spüren, drehen Sie Ihren Arm einwärts und fühlen, ob die Dehnung in dieser Armposition intensiver ist. Achten Sie aber darauf, dass der rechte Arm die ganze Zeit über flach am Boden bleibt und keine Spannung im Nacken entsteht. (1)
- **Gegenspannen:** Drücken Sie den rechten Arm, die rechte Hand und den rechten Ellbogen so fest wie möglich gegen den Boden, als wollten Sie den Arm nach unten bewegen, jedoch ohne tatsächliche Bewegung. Lassen Sie dann wieder locker und rollen Sie Ihren Rumpf abermals mehr in Richtung Bauchlage. Wiederholen Sie das noch 2-mal.
- **Aktivdehnung:** Verlassen Sie die Position behutsam, indem Sie sich linksherum zurückdrehen, bis Sie wieder auf der rechten Seite liegen und Ihren rechten Arm in die Luft heben können. Ziehen Sie Ihren gestreckten rechten Arm, so weit Sie können, nach oben. (2)

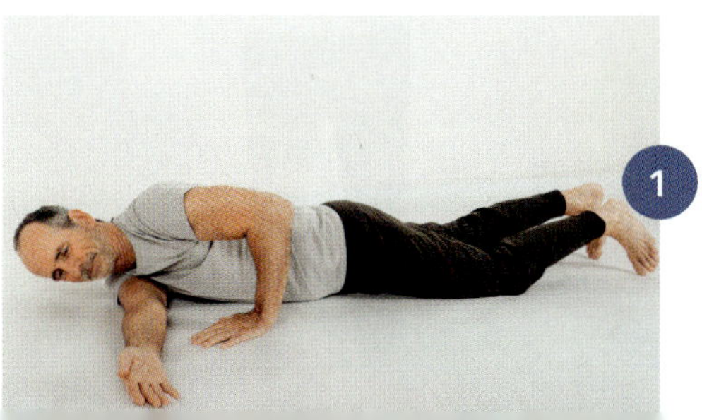

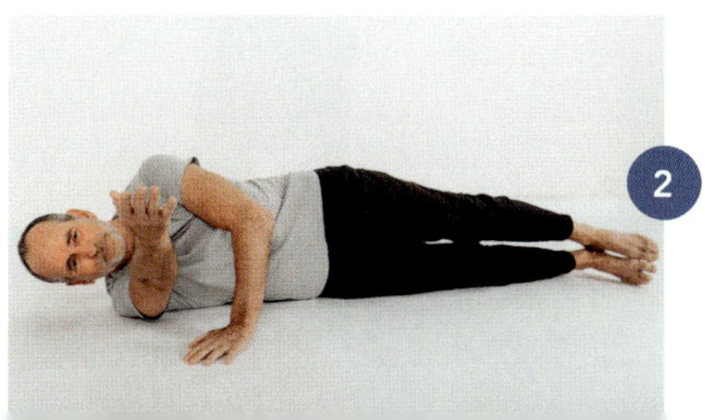

VARIANTE: EINSEITIGE DEHNUNG AN DER WAND

Diese Übung gleicht in ihrer Wirkung der vorangegangenen. Vor allem Frauen, die wegen der Brüste Probleme mit der Bauchlage haben, können die Dehnung im Stand jedoch besser ausführen. Der Nachteil ist, dass nicht wie links die Schwerkraft nicht für die Dehnung genutzt werden kann.

- **Position:** Stellen Sie sich seitlich neben eine Wand und berühren Sie sie mit der rechten Schulter. Die Füße stehen hüftbreit parallel zueinander. Strecken Sie nun den wandnahen Arm waagerecht auf Schulterhöhe zur Seite aus und legen Sie den Handrücken flach an die Wand. Der Arm ist vollständig gestreckt, die Finger zeigen nach vorn. Drehen Sie den Oberkörper zur Wand hin, sodass die Schulter und die Schultergelenkskapsel gedehnt wird.
- **Dehnen:** Verstärken Sie die Dehnung, indem Sie sich mit dem Oberkörper bewusst weiter zur Wand hindrehen. Je aufrechter Ihre Körperhaltung und je kontrollierter Ihre Drehbewegung, desto gezielter wirkt die Dehnung auf die hintere Schulterstruktur. (3)
- **Gegenspannen:** Erzeugen Sie eine Gegenspannung, indem Sie mit Hand und Ellbogen so fest wie möglich gegen die Wand drücken. Lassen Sie wieder locker und verstärken Sie die Dehnung. Wiederholen Sie das noch 2-mal.
- **Aktivdehnung:** Drehen Sie den Oberkörper aktiv von der Wand weg, ohne dabei die Schulterposition zu verändern. Achten Sie darauf, dass der Arm weiterhin ausgestreckt bleibt und die Schulter tief gehalten wird. Ziehen Sie jetzt mit maximaler Kraft Ihren Ellbogen im gestreckten Arm vor die Brust. (4)

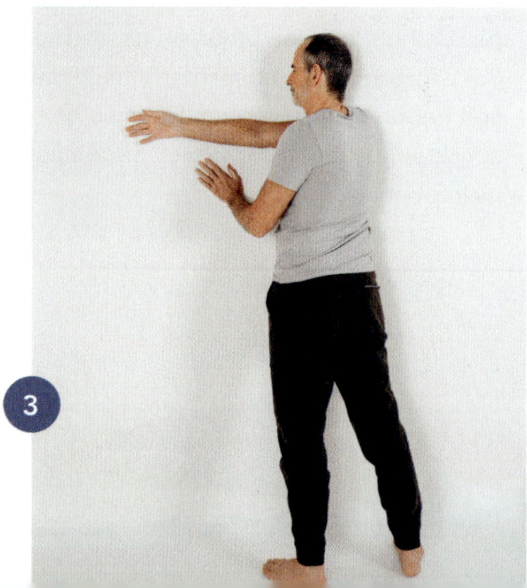

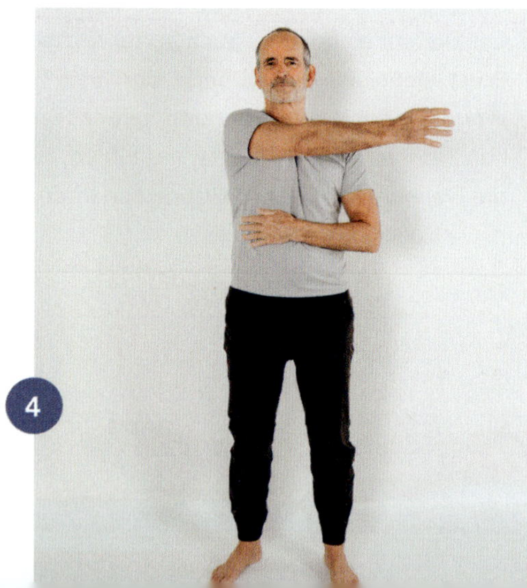

VARIANTE: EINSEITIGE DEHNUNG IM STAND

Diese Übungsvariante entspricht der vorherigen, ersetzt aber den Druck der Wand, wenn keine solche als Hilfsmittel vorhanden ist, durch den linken Arm. Sie eignet sich gut für zwischendurch, beispielsweise beim Warten auf den Bus.

- **Position:** In der hier gezeigten Variante der Dehnung der hinteren Schulter wird der quer vor dem Körper geführte rechte Arm nicht nur mit der linken Hand dichter an den Oberarm herangezogen, sondern zusätzlich mit dem linken Unterarm von unten gestützt und leicht angehoben.
- **Dehnen:** Die Fixierung mit dem linken Arm stabilisiert die Schulterposition und intensiviert die Dehnung ganz gezielt im Bereich des hinteren Deltamuskels und der Rotatorenmanschette. Achten Sie darauf, dass die Schultern dabei nicht hochgezogen werden und die Wirbelsäule aufgerichtet bleibt. (5)
- **Gegenspannen:** Drücken Sie so fest wie möglich mit dem rechten Ellbogen gegen Ihre linke Hand oder den Arm. Lassen Sie locker und verstärken Sie die Dehnung. Wiederholen Sie das noch 2-mal.
- **Aktivdehnung:** Lösen Sie die linke Hand vom rechten Oberarm und führen Sie den rechten Arm nun aus eigener Kraft so fest wie möglich in die Dehnposition – also quer vor den Körper. Achten Sie dabei darauf, dass Sie die Schultern nicht hoch zu den Ohren ziehen, sondern sie immer tief und entspannt bleiben (siehe Abbildung 4 links).

- Tipp: Diese Variante kann helfen, die Dehnung präziser zu führen – besonders bei Menschen, deren Schultern oder Arme beim Dehnen leicht absinken.

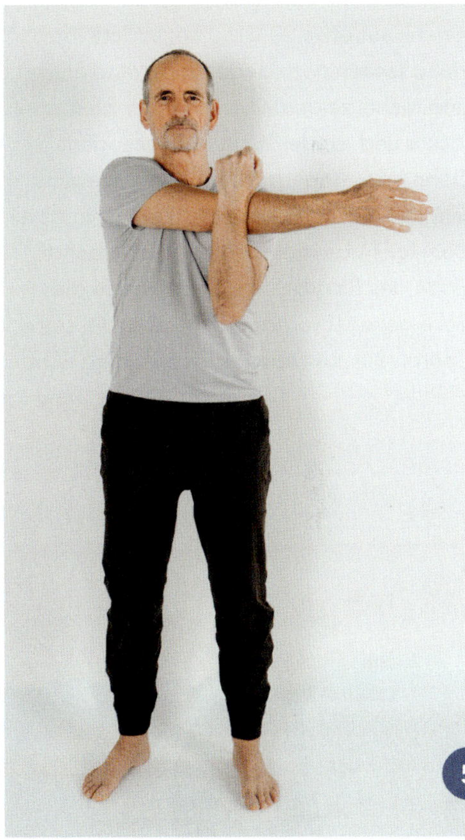
5

DEHNUNG DER INNENROTATOREN IN DER ECKE

Diese Übung löste die Verkürzung der Innenrotatoren, die bei den meisten Menschen so fortgeschritten ist, weil wir unsere Arme überwiegend innenrotiert positionieren.

- **Position:** Stellen Sie sich aufrecht mit nach vorn versetztem rechtem Fuß in eine freie Ecke. Winkeln Sie beide Arme im Ellbogengelenk auf etwa 90 Grad an, sodass Ihre Handflächen flach gegen die Wand links und rechts zeigen. Die Schultern bleiben locker und werden nicht hochgezogen.
- **Dehnen:** Verlagern Sie Ihr Körpergewicht langsam nach vorn, indem Sie das vordere Bein leicht beugen und mit dem oberen Ende des Brustbeins zunehmend in die Ecke gehen. Die Arme bleiben dabei stabil. Spüren Sie die Dehnung vorn in den Schultern und achten Sie darauf, nicht ins Hohlkreuz zu fallen. (1)
- **Gegenspannen: Drücken** Sie so fest wie möglich beide Hände gegen die Wand und die Ellbogen nach vorn, als wollten Sie sich aus der Ecke wegdrücken, ohne sich tatsächlich zu bewegen. Locker lassen und wieder in die Dehnung gehen. Noch 2-mal.
- **Aktivdehnung:** Lösen Sie sich von der Wand, halten Sie die Arme in etwa derselben Position wie zuvor und versuchen Sie die Hände so intensiv wie möglich nach hinten und auch die Ellbogen zurückzuziehen. (2)

1

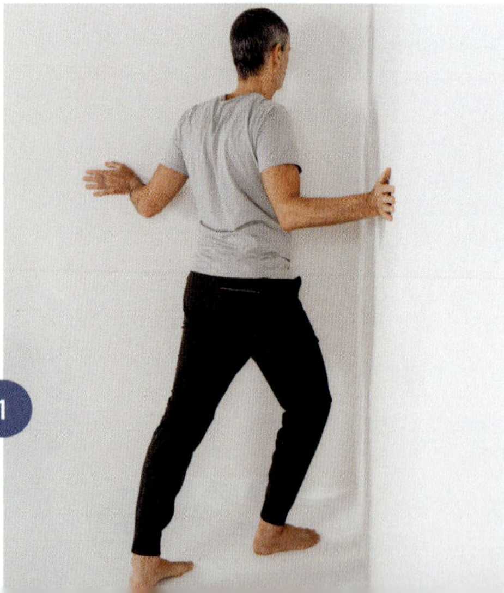

2

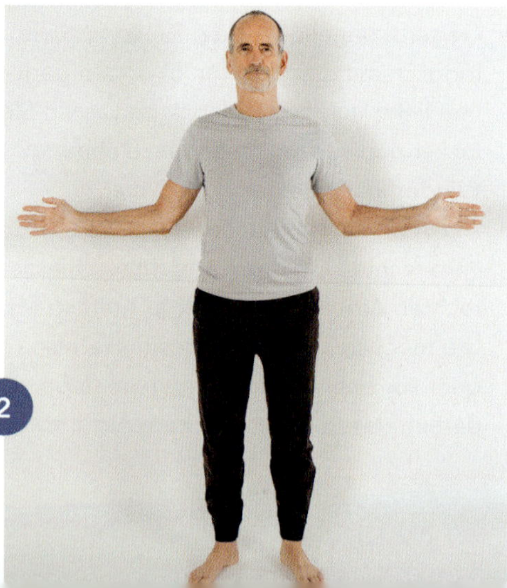

BEIDSEITIGE DEHNUNG DER INNENROTATOREN

Diese Übung eignet sich ideal, um verschiedene Oberarmwinkel im Schultergelenk festzulegen, in denen die Rotationsdehnung wirken soll.

- **Position:** Mit unserer Übungsschlaufe stehen Ihnen drei verschiedene Positionen zur Verfügung. Je enger Ihre Ellbogen stehen, desto intensiver wird die Rotation. Am besten, Sie beginnen mit einer weiteren Position und werden dann immer enger. Gehen Sie mit beiden Armen in die Schlaufe und stellen Sie sich vor eine Wand oder Zimmerecke (probieren Sie beides und üben Sie dort, wo es sich für Sie besser anfühlt). Der Winkel der Oberarme ergibt sich aus dem Abstand, den die Schlaufe festlegt und daraus, dass Sie mit den Ellbogen so nah wie möglich am Körper sein wollen. Bringen Sie die Schlaufe auf Spannung, indem Sie die Hände nach außen ziehen, bis Sie eine Dehnung in den Schultern spüren.
- **Dehnen:** Gehen Sie mit dem oberen Ende des Brustbeins gefühlvoll nach vorn und nehmen Sie aktiv die Ellbogen mit. Die Schlaufe hilft Ihnen dabei. Ziehen Sie sich mit den Fingerspitzen nun immer weiter in die Dehnung. (1)
- **Gegenspannen:** Erzeugen Sie eine isometrische Gegenspannung, indem Sie die Hände, so fest Sie können, gegen die Wand drücken. Lassen Sie locker und ziehen Sie mit den Fingerspitzen die Hände wieder weiter auseinander. 2- mal wiederholen.
- **Aktivdehnung:** Nehmen Sie die Hände von der Wand und versuchen Sie, die zuvor erreichte Position beizubehalten bzw. die Dehnung aus eigener Muskelkraft noch weiter zu steigern. (2)

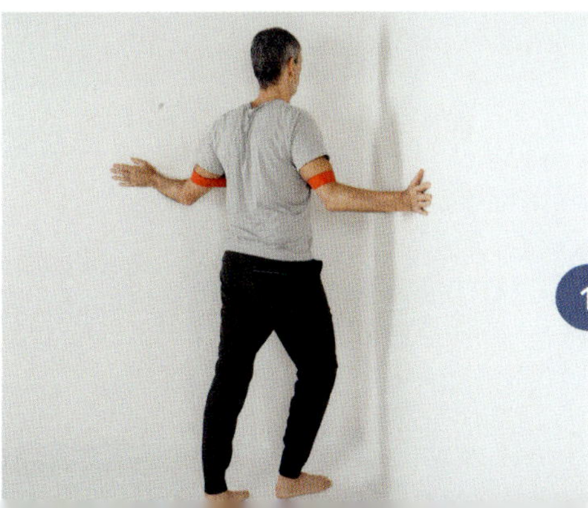

1

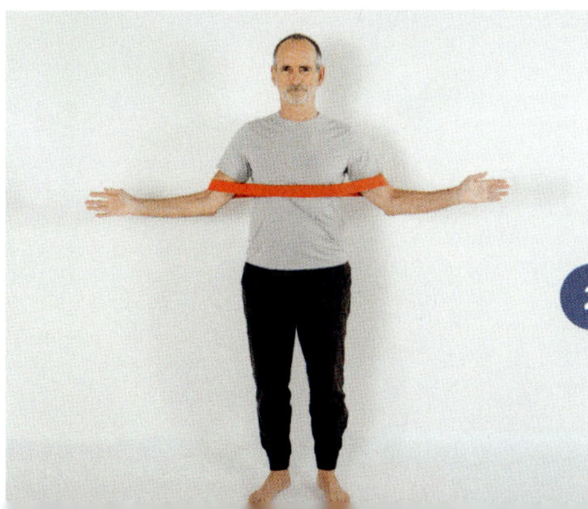

2

EINSEITIGE DEHNUNG DER INNENROTATOREN

Mit dieser Übung können Sie die dehnende Außenrotation in nur einer Schulter herbeiführen.

- **Position:** Im Prinzip gleicht diese Übung vom Ablauf her der für beide Schultern auf Seite 103. Stellen Sie sich frontal bis schräg. Legen Sie die Übungsschlaufe um den rechten Oberarm knapp oberhalb des Ellbogens und fixieren Sie das freie Ende der Schlaufe mit der linken Hand oder um die Hüfte herum. Ziehen Sie den rechten Arm in die gewünschte Position. Die Handfläche liegt an der Wand.
- **Dehnen:** Drehen Sie den Oberkörper langsam nach links , während Sie mit dem rechten Arm in der Position bleiben. Dadurch entsteht eine Außenrotation für den Oberarm und die gewünschte Dehnung der Innenrotatoren. Halten Sie die Dehnung in der gewünschten Intensität. Achten Sie darauf, dass die Schultern entspannt bleiben, der Brustkorb sich aufrichtet und die Wirbelsäule stabil bleibt. (1)
- **Gegenspannen:** Drücken Sie mit der Hand aktiv gegen die Wand, als wollten Sie den Arm wieder nach innen rotieren, ohne die Position tatsächlich zu verändern. Locker lassen und alles noch 2-mal wiederholen.
- **Aktivdehnung:** Lösen Sie sich von der Wand und führen Sie die Außenrotation des Oberarms bewusst mit Muskelkraft aus. (2)

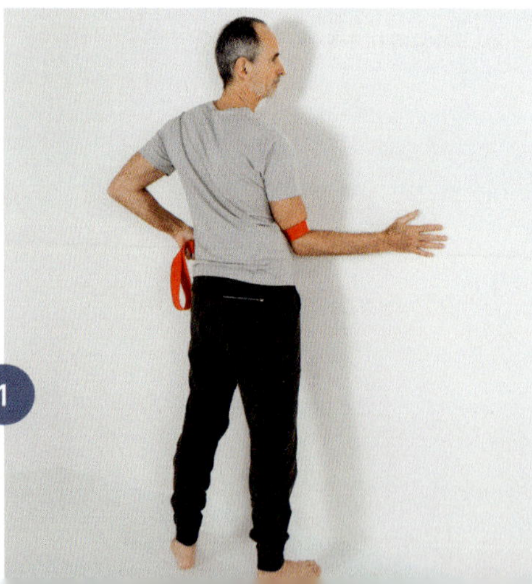

1

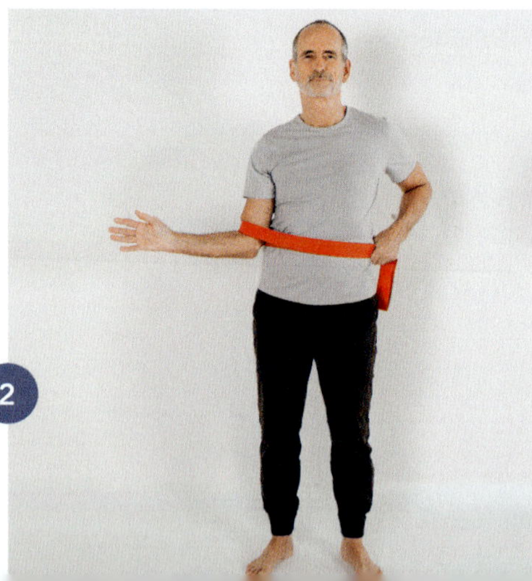

2

VARIANTE:

Für diese Variante benötigen Sie keine Hilfsmittel. Sie hat dadurch jedoch auch den Nachteil, dass die Position des Ellbogens nicht so frei gewählt werden kann wie zuvor.

- **Position:** Stellen Sie sich in aufrechter Haltung seitlich zur Wand, sodass der rechte Arm näher zur Wand zeigt. Die Füße stehen hüftbreit und parallel, der wandnahe Fuß kann zur Stabilisierung leicht nach hinten versetzt werden. Legen Sie die rechte Hand etwa in Hüfthöhe an die Wand, wobei der Ellbogen etwa 90 Grad gebeugt bleibt. Die Handfläche zeigt nach vorn, der Oberarm liegt eng am Rumpf an. Der Ellbogen wird knapp vor dem Beckenknochen platziert und zusätzlich von der linken Hand gehalten, damit er an seiner Position bleibt. Achten Sie während des Übens darauf, nicht mit dem Oberkörper auszuweichen oder die Schulter nach vorn kippen zu lassen.
- **Dehnen:** Drehen Sie nun den Oberkörper langsam und kontrolliert von der Wand weg, sodass der Unterarm gegen die Wand in eine Außenrotationsposition geführt wird. Dabei spüren Sie eine Dehnung meist in der Schultervorderseite, im Schultergelenk und im Oberarm. Achten Sie auf eine aufgerichtete Haltung, einen langen Nacken und entspannte Schultern. (3)
- **Gegenspannen:** Drücken Sie die Hand so fest wie möglich gegen die Wand, als wollten Sie den Arm in Richtung Bauch zurückdrehen – ohne ihn dabei tatsächlich zu bewegen. Lassen Sie locker und verstärken Sie anschließend die Dehnung.
- **Aktivdehnung:** Lösen Sie sich nun vollständig von der Wand und führen Sie den Arm in derselben Position (eng am Körper, Ellbogen gebeugt) aktiv in die Außenrotation – also weg vom Bauch, ohne Zuhilfenahme der Wand oder eines Hilfsmittels. (4)

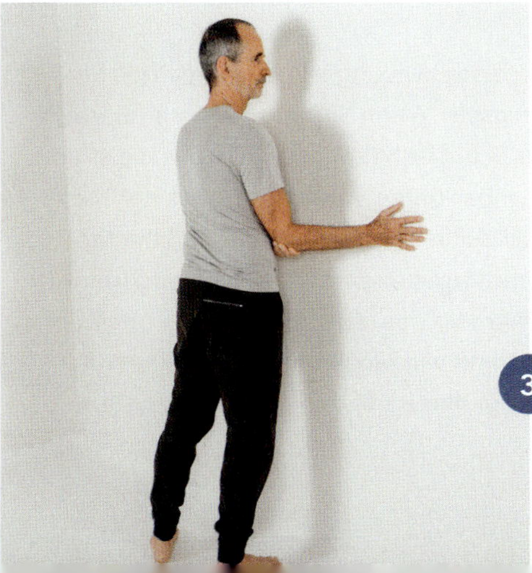

3

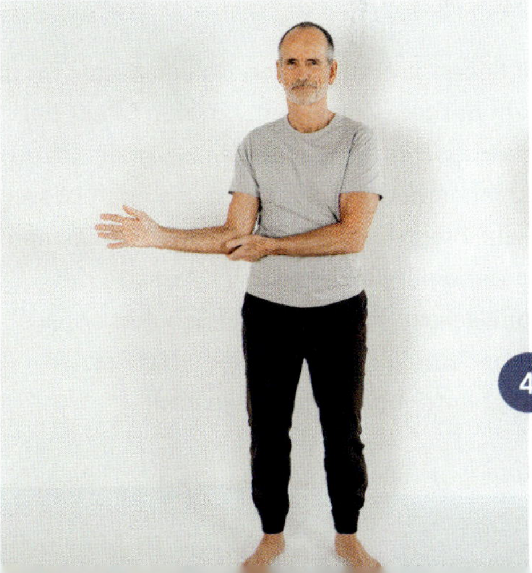

4

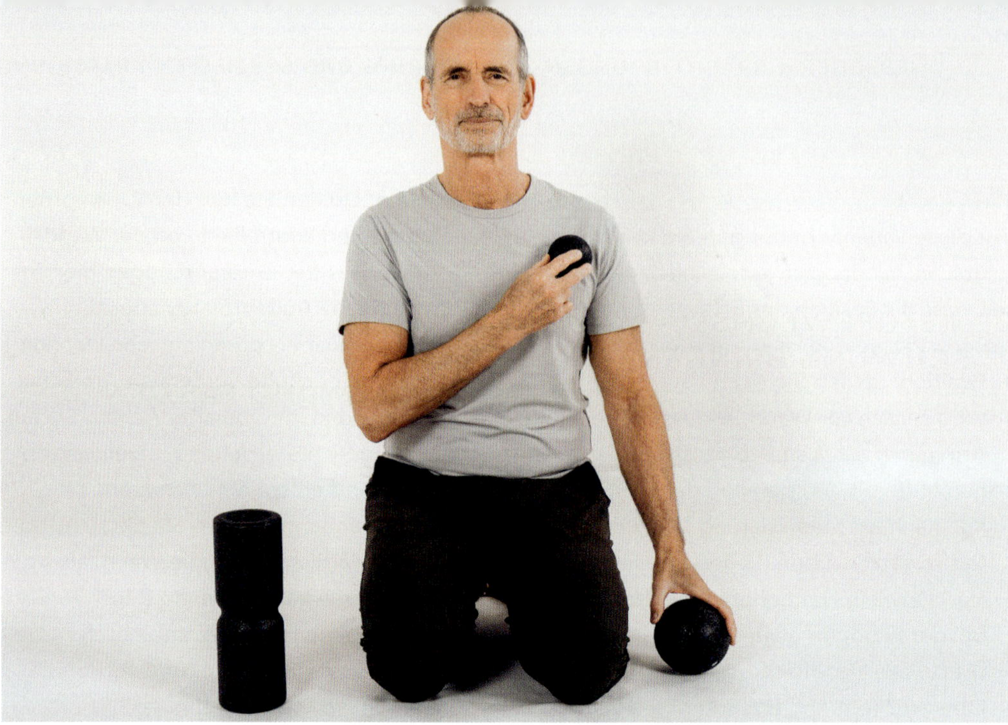

FASZIEN-ROLLMASSAGE

Wir haben unsere Faszien-Rollmassage vor allem deshalb entwickelt, um den Effekt der Liebscher & Bracht-Übungen zu unterstützen und Ihnen dabei zu helfen, diese noch besser auszuführen – und das gleich auf zwei Ebenen: Auf der einen Seite regt die Massage den Stoffwechsel im Bereich der Schulter an, auf der anderen lässt sie Muskeln und Faszien entspannter und flexibler werden.

Die erste Wirkungsebene ist die des Stoffwechsels. Wenn Sie Schmerzen im Bereich der Schulter haben, dann ist das meist untrennbar damit verbunden, dass der Stoffwechsel in der Umgebung der Schultern heruntergefahren ist. Der Stoffwechsel wird direkt von der Muskelbewegung beeinflusst: Sie wirkt wie eine Pumpe und unterstützt den Blutkreislauf und das Lymphsystem dabei, wichtige Nährstoffe zu den Zellen und im Gegenzug Stoffwechselabfälle zu den Ausscheidungsorganen zu bringen.

DEN STOFFWECHSEL IN SCHWUNG BRINGEN

Wenn Bewegungsmangel und vor allem langes Sitzen den Alltag bestimmen, gerät dieses System unserer Einschätzung nach mit der Zeit zwangsläufig gehörig aus den Fugen. Sie können sich das wie einen Teich vorstellen, der einen viel zu geringen Zu- und Ablauf hat, und in dem Schlingpflanzen (verfilzte Faszien) wuchern: Er wird immer mehr aus seinem natürlichen Gleichgewicht geraten. Vergleichbares spielt sich im Körpergewebe bei fehlender Bewegung und minimiertem Stoffwechsel ab. Mithilfe unserer Faszien-Rollmassage regen Sie diesen Stoffwechsel gezielt wieder an. Dadurch, dass die Fasziengewebe ausgedrückt werden wie ein Schwamm, wird das »schmutzige Wasser« herausgedrückt und frisches kann aus dem Kapillarsystem nachfließen. Dadurch können Stoffwechselabfälle (Zellreste, überschüssiges Eiweiß und andere Stoffe, die nicht ausgeschieden werden konnten) wieder »in Umlauf gebracht« werden, damit sie dorthin gelangen, wo der Körper sie verwenden, recyceln oder ausscheiden kann. Da bei Schulterschmerzen parallel der Knorpel und andere Bereiche in und um die Schultern herum hungern, wollen wir Nährstoffe und Sauerstoff dorthin »schieben«, wo der Körper sie braucht, um zu reparieren, zu renovieren oder die Vorratsspeicher zu füllen. Je mehr Sie Ihre Schultern wieder in Funktion bringen, desto mehr können unsere Übungen die Aufgabe übernehmen, für den optimalen Stoffwechsel zu sorgen.

MUSKELN UND FASZIEN LOCKERN

Die zweite Ebene ist die der Muskeln und Faszien: Sie werden durch die Rollmassage zusätzlich entspannt und in Richtung zunehmende Flexibilität umstrukturiert. Wir vermuten, dass durch die Faszien-Rollmassage sehr viele unterschiedliche Rezeptoren in den Muskeln, Faszien, Sehnen und an den Knochen aktiviert und geschaltet werden, wodurch eine deutlich spürbare zusätzliche Entspannung erreicht wird. Dieser entspanntere Zustand macht es Ihnen leichter, die korrekten Körperpositionen für die Übungen einzunehmen.

DAS BRAUCHEN SIE FÜRS ÜBEN

- 10 bis 15 Minuten Zeit und Ruhe
- Je nach den Varianten, die Sie üben möchten, einen Platz auf festem Boden, eine Wand, an die Sie sich lehnen können, einen Stuhl oder ein anderes Sitzmöbel
- Unser Faszien-Rollmassage-Set – oder alternative Hilfsmittel (**siehe Seiten 62 f. und 110 f.**).

WAS IST DAS BESONDERE AN DER FASZIEN-ROLLMASSAGE?

Es gibt zwei Besonderheiten an der von uns entwickelten Faszien Rollmassage. Die erste ist die Verwendung spezieller Rollen und Kugeln. Ihre Form und Festigkeit machen es möglich, diejenigen Ergebnisse zu erreichen, die Sie sich wünschen. Mehr dazu erfahren Sie auf **Seite 110 f.** Die zweite Besonderheit ist die spezielle Rolltechnik. Wir rollen immer in eine Richtung, nämlich in die Rückflussrichtung des Blutes, die auch die Richtung des Lymphflusses ist. Wir rollen sehr langsam und sehr fest. Wenn überhaupt, davon gehen wir aus, ist es nur so möglich, den Stoffwechsel »anzuschieben«. Denn die Zwischenzellräume sind so winzig, dass die Flüssigkeit nur eine Chance hat, wirklich »mitbewegt« zu werden, wenn der Strömungsdruck hoch genug und die Vorwärtsbewegung langsam genug ist. Dieses sehr langsame Rollen hat noch einen weiteren wichtigen Vorteil: Es wirkt sich auf die Arbeit der Fibroblasten aus. Diese bauen wie »Spinnentierchen« die Faszien nach Bedarf um, indem sie Fäden wegnehmen, parallel hinzufügen, Bündel gestalten etc. Die Fibroblasten verändern also das Fasziengeflecht permanent.

Doch wer ist der Baumeister, der den Fibroblasten vorgibt, was zu tun ist? Natürlich wieder die Bewegung und die aus ihr resultierenden Belastungen. Steigt die Belastung, werden die Faszien gestärkt, sinkt sie, werden sie abgebaut. Und jetzt wird es spannend. Finden nämlich bestimmte Bewegungen nicht mehr statt, werden manche Gelenkwinkel nicht mehr eingenommen, dann entartet die Faszie: Sie verfilzt – ähnlich wie ein herrlich weicher, dehnbarer Wollpullover zu einem kratzenden, steifen Etwas mutiert, wenn er zu heiß gewaschen wird. Die wohlgeordnete, flexible Faszienstruktur, vergleichbar mit dem Gewebe einer hochelastischen Damenstrumpfhose (Scherengitterstruktur), verfilzt zunehmend, verklebt und wird dadurch immer unnachgiebiger, steifer und fester. Die Faszienforschung fand darüber hinaus heraus, dass die Flimmerhärchen an den Fibroblasten eine mitgestaltende Wirkung besitzen.[54] Die Winkelveränderung dieser Härchen, hervorgerufen durch die Zwischenzellflüssigkeit, die die Fibroblasten umströmt, ist anscheinend ein Auftragssignalgeber. Man weiß, dass bei Winkelveränderungen dieser Flimmerhärchen von weniger als 30 Grad ein Fibroblast beginnt, Fasern abzubauen. Da wir sehr langsam rollen und deswegen die Flimmerhärchen vermutlich in der langsamen Strömung nur wenig bewegt werden, gehen wir davon aus, dass unser Rollen dazu beiträgt, dass überflüssige, verfilzte Fasern weggenommen werden. So kann die Faszie – auch in Verbindung mit den Übungen – viel schneller wieder in Richtung Flexibilität umgebaut werden. Da die Verfilzungen als überschüssige Fasern zu betrachten sind, resultiert aus ihrem Abbau keine Schwäche, sondern genau die richtige Widerstandsfähigkeit – so unser Erklärungsmodell.

SO WENDEN SIE DIE FASZIEN-ROLLMASSAGE AN

- Rollen Sie die in den ab **Seite 112** gezeigten Übungen angegebenen Bereiche in Richtung der gezeigten Pfeile. Mit der Mini-Rolle rollen Sie immer in eine Richtung, mit der Mini-Kugel in kleinen Spiralen entlang einer vorgegebenen Linie. Dabei werden Faszien und Rezeptoren in diesem Bereich eher punktuell ausgedrückt und die Zwischenzellflüssigkeit wird gleichmäßig verdrängt.
- Bleiben Sie beim Rollen immer in Bewegung. Nur wenn Sie das Verlangen verspüren, den Druck an einer Stelle länger zu genießen, verweilen Sie so lange, wie es sich gut anfühlt und die Entspannung sich bemerkbar macht.
- Nehmen Sie sich am besten so viel Zeit, dass Sie so langsam wie möglich rollen können – kurz vor dem Stehenbleiben.
- Weder für die Dauer noch für die Häufigkeit gibt es Begrenzungen. Da wir uns heutzutage viel weniger bewegen als genetisch vorgesehen, können wir nur hoffen, dass wir mit häufigem Rollen einigermaßen dicht an den Bereich herankommen, in dem unser Körper seine Gesundheit entfalten kann.
- Pressen Sie die Rolle oder Kugel, während Sie rollen, gegen den entsprechenden Körperbereich. Benutzen Sie dazu möglichst beide Hände und alle zehn Finger. So können Sie den Druck mit einer Hand halten, während die andere schon weiterwandert, um die Rolle weiterzubewegen. Ansonsten würden Sie den Druck beim Umgreifen unterbrechen und die beabsichtigte Verschiebewelle der Zwischenzellflüssigkeit würde zurückfluten.
- Behalten Sie immer die Kontrolle über die Höhe des Anpressdruckes, denn die durch das Rollen ausgelöste Schmerzintensität muss ja unter der Grenze liegen, ab der der Druck unangenehm wird **(siehe Seite 55 f.)**, auch wenn das hier weniger wichtig ist als bei der Light-Osteopressur.

PROBETRAINING

Sie haben die Möglichkeit, das Rollen der hier gezeigten Partien und noch vieler anderer gemeinsam mit Roland nach seiner Anleitung in Mitmachvideos in der Liebscher & Bracht App zu üben. Wir schenken Ihnen als Leserin und Leser dieses Buches kostenfreies Probetrainieren. Scannen Sie dazu den unten stehenden QR-Code oder klicken Sie: www.lie-br.com/app

WARUM WIR DIE FASZIENROLLEN ENTWICKELT HABEN

Wie der Schulterretter oder unsere anderen Hilfsmittel gewährleisten auch unsere Faszienrollen, dass Sie sich als medizinischer Laie selbst erfolgreich behandeln können.

Unser Ziel ist, dass immer mehr Menschen dazu in der Lage sind, sich selbst von ihren Schmerzen zu befreien. Der erste Schritt dorthin war, Patienten und Schmerzleidenden unsere speziell dafür entwickelten Leibscher & Bracht-Übungen zu vermitteln und diese im Laufe der Jahre aufgrund der dabei gemachten Erfahrungen immer weiter zu optimieren. Die Übungen müssen möglichst leicht nachvollziehbar und umsetzbar sein, dabei aber in kürzester Zeit die größtmögliche Wirkung – also Schmerzreduzierung – erzielen können. Dieses Prinzip übertrugen wir im nächsten Schritt auf die Faszien-Rollmassage und schließlich auch auf die Osteopressur (**siehe Seite 64 ff.**).

DIE ENTSTEHUNG UNSERER SPEZIELLEN FASZIENROLLEN

Vor mehreren Jahren begann der Boom mit den Faszienrollen im Zuge der Ergebnisse aus der Faszienforschung. Auch wir wollten unseren Schmerzpatienten damit helfen. Deshalb experimentierten wir mit den unterschiedlichsten Rollen, fanden aber, dass die meisten davon zu hart waren und die weichen, die es gab, zu weich. Außerdem hatten die Rollen so große Durchmesser, dass man mit ihnen tendenziell über die Zwischenzellflüssigkeit hinwegrollt, statt sie zu verschieben. Deshalb begannen wir damit, Rollen und Kugeln zu entwerfen, die unseren Schmerzpatienten bestmöglich helfen würden. Das Ergebnis war ein vierteiliges Set, bestehend aus zwei Rollen und zwei Kugeln von unterschiedlicher Größe. Form und Festigkeit der Rollen und Kugeln sind so konzipiert, dass sie die Anforderungen unserer Therapiemethode perfekt erfüllen.

DAS BASIS-VIERER-SET

- Die Medi-Rolle hat einen deutlich kleineren Durchmesser als viele herkömmliche Fazienrollen. Ihre umlaufende Vertiefung macht es Schmerzpatienten möglich, in Bereichen hoher Empfindlichkeit trotzdem sehr festen Druck aufzubauen. Die Rolle ist für beste Ergebnisse an der Oberfläche zunächst weicher und wird nach innen hin immer fester.
- Die Mini-Rolle ist deutlich fester als die Medi-Rolle und dadurch in der Lage, auch

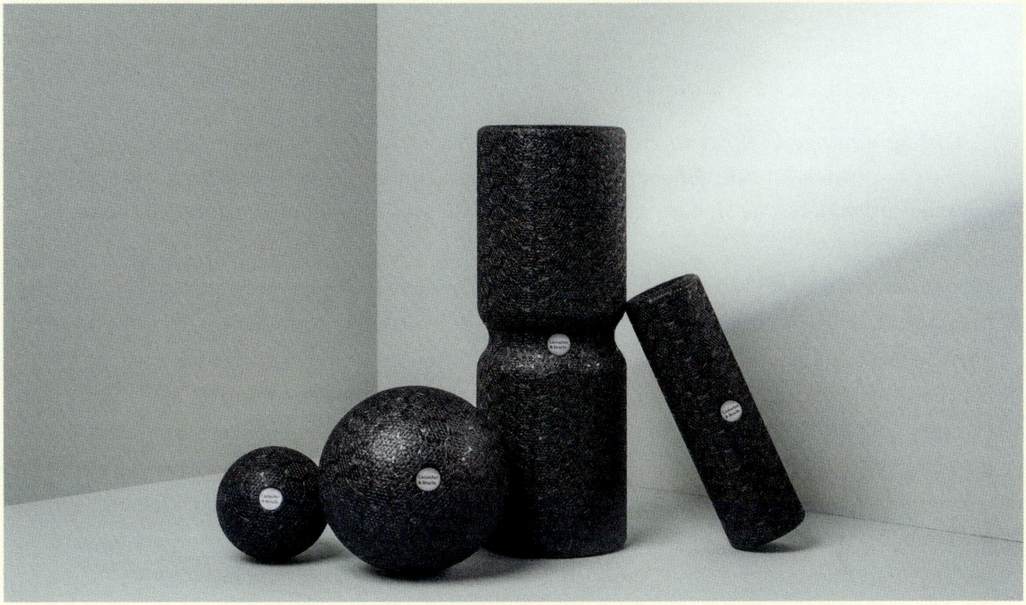

Unsere Faszienrollen (v. l.): Mini-und Medi-Kugel, Maxi- und Mini-Rolle.

die Faszie an der Fußsohle oder auch im Kieferbereich bestmöglich auszudrücken, ohne die Knochenhaut zu sehr zu reizen.

- Die Medi-Kugel und die Mini-Kugel sind mit ihren Durchmessern für wichtige Bereiche des Kopfs, des Nackens und des Beckens optimiert.

WEITERE ROLLEN

Zusätzlich zum Vierer-Set haben wir eine weitere Rolle entwickelt, um zeitsparend größere Flächen zu rollen und von einer neuen Rolltechnik zu profitieren: Die Maxi-Rolle hat – wie die Medi-Rolle – eine umlaufende Vertiefung, aber einen größeren Durchmesser und ist auch viel länger. Sie eignet sich für das Ausrollen der gesamten Rumpfbreite, auch bei schwereren und großen Menschen, ermöglicht das Rollen beider Beine gleichzeitig und kann auch bei extremer Empfindlichkeit genutzt werden, da sich der Druck mehr verteilt.

Die Faszien-Rollmassage ist fester Bestandteil unserer Therapie. Sie können, wenn Sie regelmäßig rollen, Ihre Übungen besser ausführen, haben Abwechslung und gerade Ältere absolvieren quasi nebenbei ein zusätzliches Beweglichkeits- und Ansteuerungstraining.

BRUST

Löst Spannungen im Brustbereich – z. B. bei eingeschränkter Schulterbeweglichkeit, nach langem Sitzen oder als Vorbereitung auf unsere Übungen.

- **Womit wird massiert?** Mit der Mini-Rolle.
- **Massage:** Legen Sie sich in Rückenlage auf eine bequeme, flache Unterlage. Beugen Sie die Knie leicht, sodass der untere Rücken entspannt aufliegt. Nehmen Sie nun die Mini-Rolle in beide Hände und setzen Sie sie mittig auf der linken Brustseite an – etwa auf Höhe der oberen Brustmuskulatur, leicht schräg Richtung Schulter zeigend.
- Beginnen Sie damit, die Mini-Rolle sanft mit beiden Händen in kleinen Bewegungen über den Brustmuskel zu führen – von innen (Brustbeinnähe) nach außen (Richtung Schulter). Variieren Sie dabei leicht den Druck und Winkel, um unterschiedliche Anteile der Brustmuskulatur gezielt zu erreichen. Rollen Sie langsam und mit Gefühl über spürbar verhärtete oder empfindliche Stellen hinweg.
- Erhöhen Sie die Intensität allmählich, aber nur so weit, wie es angenehm bleibt. Je regelmäßiger Sie diese Massage ausführen, desto besser kann sich das Gewebe entspannen und verklebte Faszien lösen.

Tipp für Frauen: Bitte achten Sie auf Ihre Brüste und rollen Sie nur fester, wenn Sie ein absolut angenehmes Gefühl dabei haben. Sind Sie sich unsicher, kontaktieren Sie bitte Ihren Arzt, wenn möglich einen, der auch in unserer Liebscher & Bracht-Schmerztherapie ausgebildet ist.

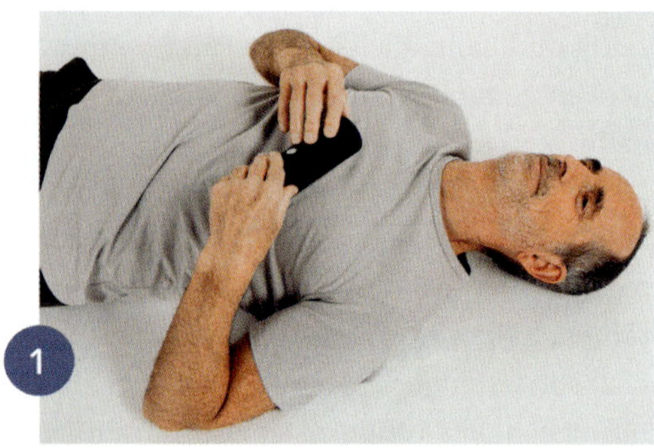

Massieren Sie mit der Mini-Rolle langsam flächig in Pfeilrichtung über den Brustmuskel der betroffenen Seite.

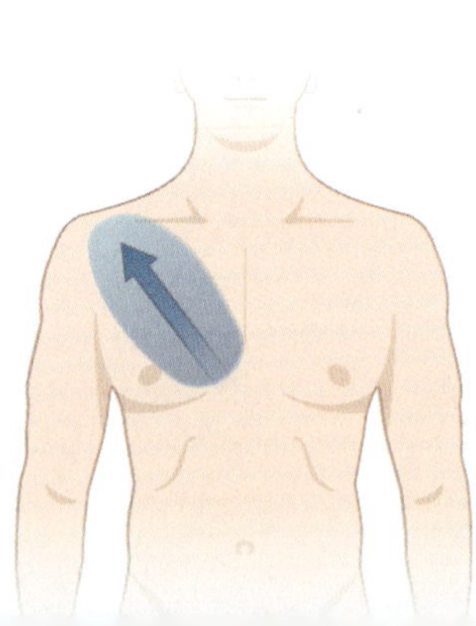

BIZEPS

Löst gezielt muskulär-fasziale Verspannungen im Bereich des Bizeps – besonders hilfreich bei überlasteten Armen durch Heben, Tragen oder langes Arbeiten am Schreibtisch.

- **Womit wird massiert?** Mit der Medi-Rolle.
- **Massage:** Stellen Sie sich seitlich vor eine freie Wandfläche und positionieren Sie die Medi-Rolle etwa auf Brusthöhe. Winkeln Sie nun den rechten Arm leicht an und führen Sie ihn seitlich ausgestreckt zur Seite, sodass der Bizeps – also die Innenseite des Oberarms – mittig auf der Rolle liegt. Der Arm sollte etwa auf Schulterhöhe sein. Lehnen Sie sich nun kontrolliert mit leichtem Körpergewicht gegen die Wand, sodass ein möglichst fester Druck durch die Rolle auf dem Bizeps entsteht.
- Beginnen Sie, langsam kleine Rollbewegungen immer nur in Richtung Herz durchzuführen, wobei die Rolle von der Ellbogenbeuge bis zum oberen Ansatz des Bizeps (nahe der Schulter) bewegt wird. Variieren Sie dabei den Rollwinkel immer wieder leicht, indem Sie den Arm etwas rotieren – so erreichen Sie unterschiedliche Faszienstrukturen und Muskelanteile und lösen dort die Verspannungen.
- Die Massage sollte spürbar, aber wie immer gerade noch angenehm bleiben. Wenn Sie eine besonders empfindliche Stelle (Triggerpunkt) finden, verweilen Sie dort für einige Sekunden und verstärken bei Bedarf vorsichtig den Druck durch leichtes Nachlehnen mit dem Oberkörper. Achten Sie dabei darauf, dass Sie stabil stehen und ruhig weiteratmen..

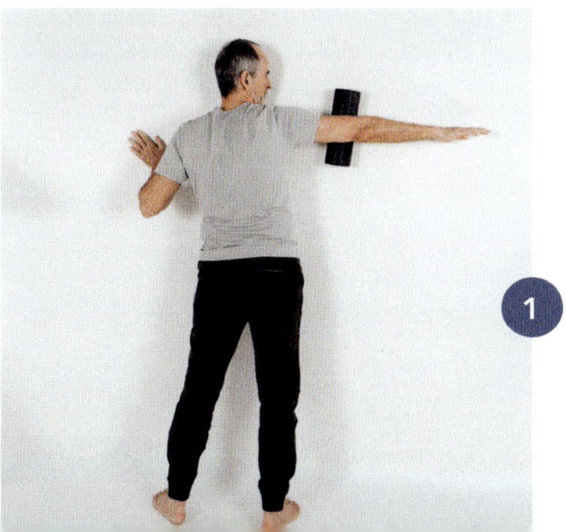

Rollen Sie den Arm langsam in Pfeilrichtung bis zum oberen Ansatz des Bizeps über die Medi-Rolle.

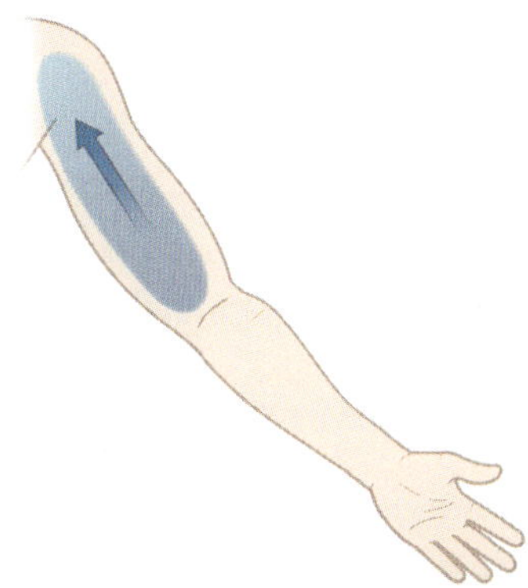

TRIZEPS

Ideal zur Vor- oder Nachbereitung von Dehnübungen des Oberarms oder Schulterbereichs – besonders bei Spannungen durch einseitige Belastungen wie Tragen oder Computerarbeit.

- **Womit wird massiert?** Mit der Medi-Rolle.
- **Massage:** Stellen Sie sich seitlich mit etwas Abstand zur Wand auf. Positionieren Sie die Medi-Rolle waagrecht in Höhe der Schulter an der Wand und lehnen Sie sich mit dem rückseitigen Oberarm des rechten Arms dagegen. Der Arm ist dabei gestreckt und die Handfläche zeigt nach unten , sodass die Rückseite des Oberarms (Trizeps) direkt Kontakt zur Rolle hat. Der andere Arm kann zur Stabilisierung leicht mithelfen.
- Beginnen Sie nun, Ihren Körper langsam nach vorn zu bewegen, sodass vom Ellbogen ausgehend bis zur Schulter der Trizeps über die Rolle geführt wird. Achten Sie auf eine langsame, gleichmäßige Bewegung und einen festen, aber nicht zu schmerzhaften Druck. Die Intensität sollte wie immer gerade noch gut erträglich sein. Rollen Sie insbesondere den mittleren und oberen Anteil des Trizeps aus – das sind häufig verspannte Bereiche durch ständige Beugestreckbewegungen im Alltag. Zur Intensivierung können Sie mehrere Male hintereinander rollen – immer in Richtung Herz.
- Verweilen Sie an besonders sensiblen Stellen für einige Atemzüge, um das Gewebe gezielt zu lösen. Atmen Sie bewusst in die Spannung hinein, um den entspannenden Effekt zu verstärken.

1

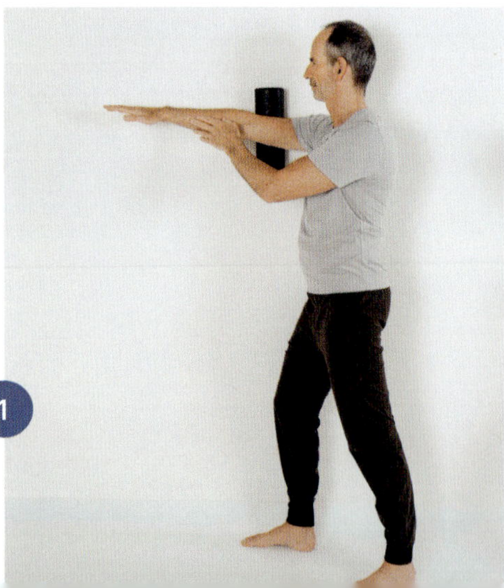

Rollen Sie den Arm mit gleichmäßigem Druck in Pfeilrichtung vom Ellbogen zur Schulter über die Medi-Rolle.

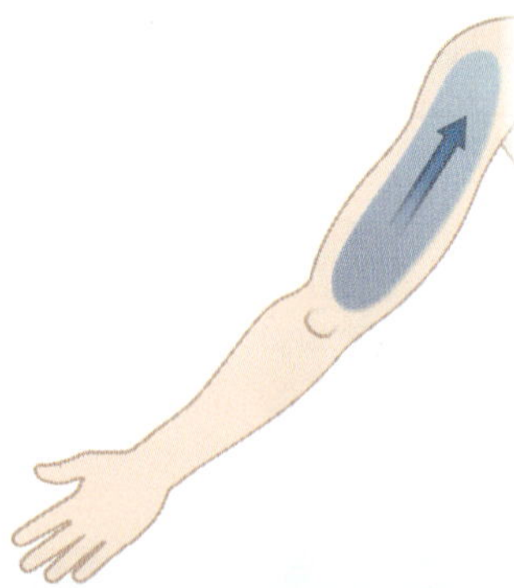

SCHULTERBLATT

Befreit Ihr Schulterblatt von Verspannungen. Agieren Sie jedoch vorsichtig und steigern Sie den Druck langsam, denn es kann Bereiche geben, die sehr empfindlich sind.

- **Womit wird massiert?** Mit der Medi-Kugel.
- **Massage:** Stellen Sie sich aufrecht mit dem Rücken zur Wand. Platzieren Sie die Medi-Kugel auf der rechten Seite Ihres oberen Rückens – in etwa auf Höhe des Schulterblatts. Lehnen Sie sich dann langsam und kontrolliert gegen die Kugel, bis Sie einen angenehmen, aber auch deutlich spürbaren Druck auf der Muskulatur rund um das Schulterblatt erzeugen.
- Beginnen Sie nun, durch sanfte Auf- und Ab- sowie Hin- und Herbewegungen Ihres Körpers die Kugel in Kreisen und Spiralen über die Muskulatur des Schulterblatts zu rollen. Rollen Sie, wenn möglich, auch den äußeren Schulterblattrand von der Seite. Sie können dabei auch leicht seitlich rund um den oberen und inneren Schulterblattrand variieren, um unterschiedliche Faszienstrukturen im Bereich des oberen Trapezmuskels und der Rhomboideen, gezielt zu erreichen.
- Verweilen Sie besonders auf empfindlichen Punkten und atmen Sie bewusst tief in die Dehnung hinein. Der Druck darf intensiv, aber nicht zu schmerzhaft sein. Versuchen Sie mit jeder Wiederholung, den Kontaktpunkt noch etwas gezielter zu treffen, um die Wirkung zu steigern.

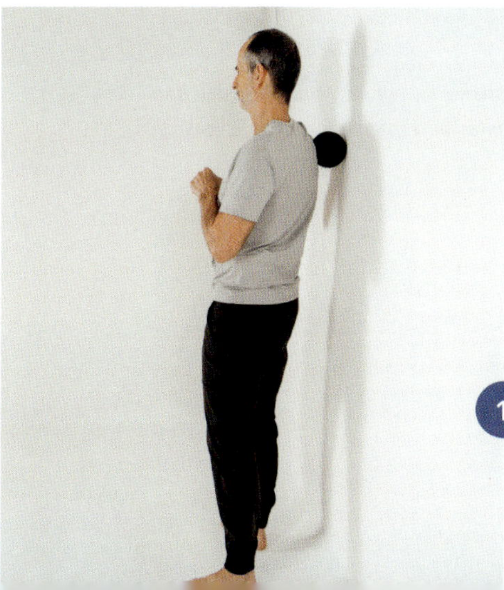

1

Massieren Sie das Schulterblatt mit der Medi-Kugel in spiralförmigen Bewegungen.

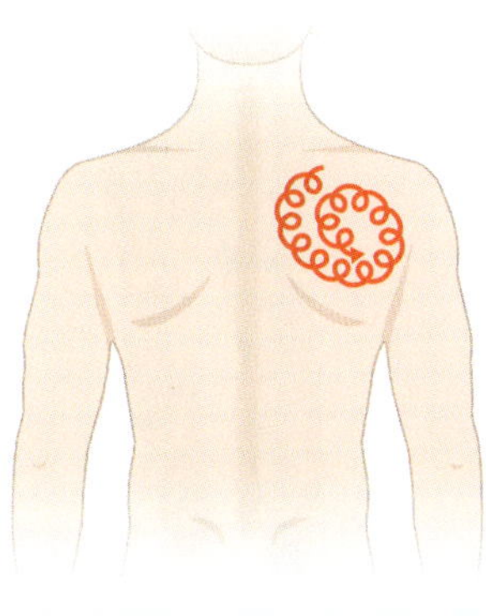

SCHULTERBLATTRAND

Bei dieser Faszien-Rollmassage gehen wir noch intensiver auf die Rezeptoren und Strukturen im Bereich des äußeren Schulterblattrands ein.

- **Womit wird massiert?** Mit der Mini-Kugel.
- **Massage:** Stellen Sie sich aufrecht seitlich vor eine glatte Wand. Platzieren Sie die Mini-Kugel auf der rechten Körperseite zwischen Wand und Schulterblattrand – etwa auf halber Höhe des Schulterblatts, dort, wo der Rand spürbar verläuft. Die Kugel sollte genau an der äußeren Kante des Schulterblatts liegen, nicht auf der Schulterblattfläche selbst.
- Lehnen Sie sich nun mit sanftem Druck gegen die Wand, sodass die Kugel fest anliegt. Beginnen Sie, kleine Auf- und Abbewegungen durch leichte Beugung und Streckung der Beine auszuführen. In diesem Bereich, der in etwa auf Herzhöhe liegt, können Sie in beide Richtungen rollen. Alternativ können Sie den Druckpunkt auch durch seitliches Verlagern des Oberkörpers leicht variieren.
- Spüren Sie in die Bewegung hinein und tasten Sie nach besonders verspannten oder empfindlichen Stellen entlang des Schulterblattrands. Diese können Sie gezielt länger bearbeiten. Achten Sie darauf, ruhig und gleichmäßig zu atmen und den Druck so zu dosieren, dass er deutlich spürbar, aber nicht unangenehm ist.

1

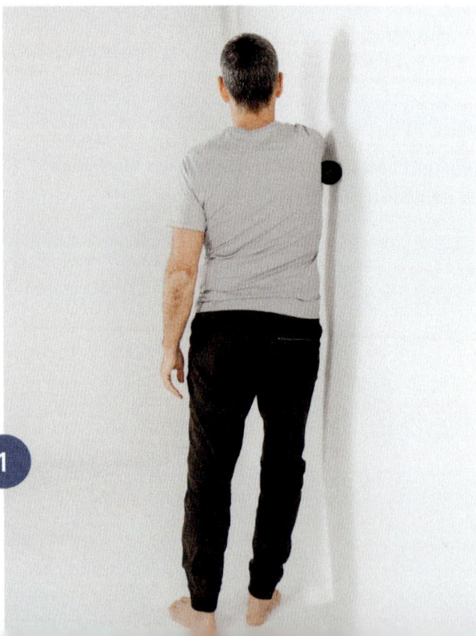

Massieren Sie mit der Mini-Kugel den Rand des Schulterblatts in spiralförmigen Bewegungen.

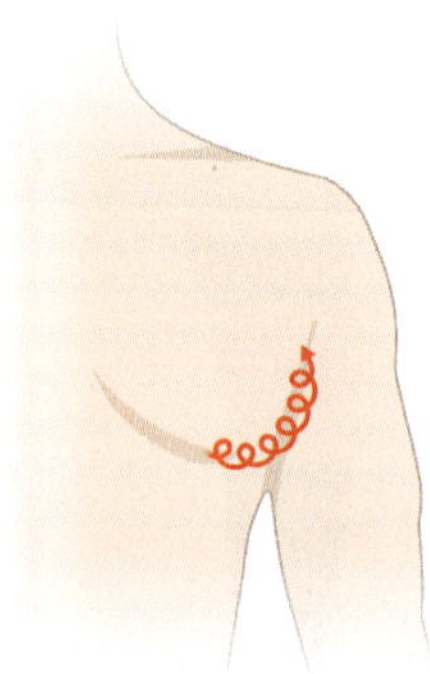

SCHULTERBLATTFINGER

Diese Massage konzentriert sich auf einen recht kleinen, aber meist hochempfindlichen Bereich, der Rückschlüsse auf die dort vorhandenen Anspannungen zulässt.

- **Womit wird massiert?** Mit der Mini-Kugel.
- **Massage:** Stellen Sie sich aufrecht hin und nehmen Sie die Mini-Kugel in die rechte Hand. Platzieren Sie die Kugel vorn oben auf Ihrer rechten Schulter – im Bereich des sogenannten Schulterblattfingers. Dieser tastbare Knochenvorsprung liegt etwas unterhalb des Endes des äußeren Schlüsselbeins und vor dem Schultergelenk.
- Legen Sie nun die linke Hand locker auf den rechten Unterarm, um die rechte Hand bei der Massagebewegung zu stabilisieren.

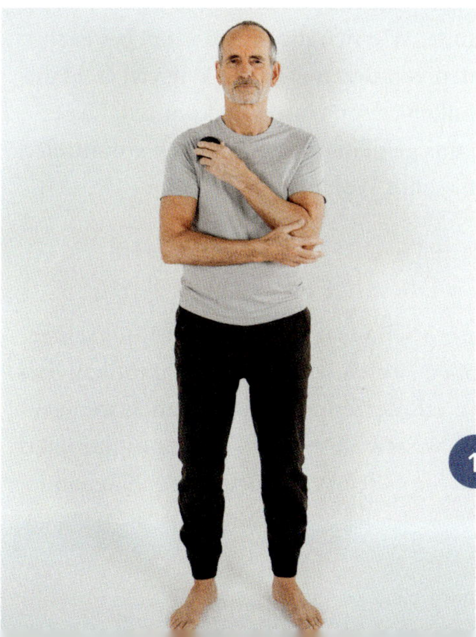

1

Beginnen Sie mit kleinen, kreisenden oder leicht streichenden Bewegungen und massieren Sie gezielt rund um den Knochenvorsprung. Variieren Sie dabei leicht die Richtung, um unterschiedliche Faszienstrukturen in diesem empfindlichen Bereich zu erreichen. Der Druck darf dabei deutlich spürbar sein, aber sollte nicht stechend oder unangenehm schmerzhaft wirken. Wenn Sie auf besonders empfindliche Stellen treffen, verweilen Sie dort für einige Atemzüge und lassen Sie die Kugel in kleinen Bewegungen wirken. Achten Sie auf eine ruhige Atmung und eine entspannte Körperhaltung.

Massieren Sie mit der Mini-Kugel in spiralförmigen Bewegungen den Bereich des Schulterblattfingers.

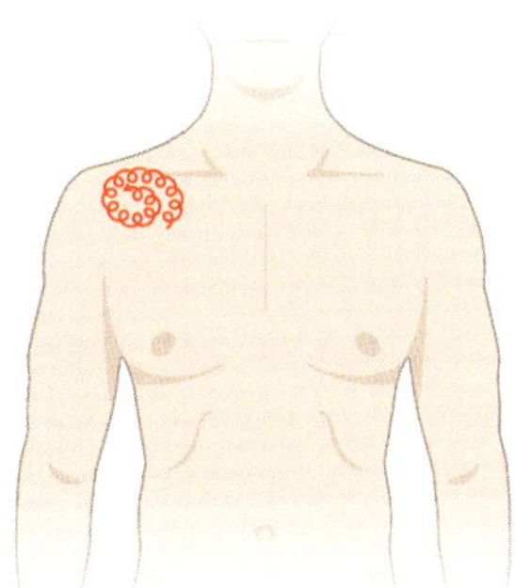

DIE VISION VON LIEBSCHER & BRACHT

Jetzt haben Sie die wichtigsten Selbsthilfeübungen gegen Schulterschmerzen kennengelernt. Wir freuen uns sehr, wenn Sie die wohltuende Wirkung schon deutlich spüren. Zum Ausklang möchten wir Sie einladen, Teil unserer Vision zu werden.

Unsere Arbeit wird vom Ziel motiviert, allen Menschen ein schmerzfreies Leben in möglichst guter Beweglichkeit zu ermöglichen. Das Wort »alle« steht auch dafür, dass es unser Ziel ist, diese Therapie so bekannt zu machen, dass alle Menschen mit Schmerzen (und hier sind wirklich alle gemeint), bevor sie Medikamente nehmen – unbedingt aber, bevor eine Operation ansteht –, sich zumindest einmal mit unserer Therapie behandeln lassen oder es mit der Selbsthilfe probieren – am besten mit unseren Liebscher & Bracht-Übungen. So viele Menschen bekommen gesagt, sie müssten Schmerzmittel nehmen oder sich sogar operieren lassen. Wir möchten, dass die Betroffenen wählen können zwischen diesen Maßnahmen und unserer natürlichen Vorgehensweise. Frei sind Menschen nur, wenn sie wählen können.

Das Negativste, was passieren kann, ist, dass keine Besserung eintritt. Aber die Chance, dass sie ebendiese spüren, ist riesengroß. Und dann können Sie, wenn Sie möchten, diesen Weg weitergehen. Gleichzeitig ist es ein relativ zuverlässiger Test, ob Sie Schmerzen aufgrund von zu hohen Spannungen der Muskeln und Faszien peinigen, oder etwas anderes dahintersteckt. Zum Glück ist das nur selten der Fall. Aber in diesem Fall wissen Sie, dass Sie sich zeitnah medizinisch untersuchen lassen sollten.

So können die herkömmliche Medizin, andere Verfahren und unsere Liebscher & Bracht Therapie wunderbar zusammenwirken und -helfen und für beste Ergebnisse und glückliche, zufriedene Patienten sorgen. Stellen Sie sich vor, wie viel weniger Schmerzleidende und Austherapierte es gäbe, wenn der Großteil der Schmerzpatienten sich selbst helfen könnte. Wie sich die Wartezeiten bei Fachärzten verkürzen würden. Wie viel Geld die Krankenkassen einsparen könnten. Lassen Sie uns gemeinsam diese Vision vorantreiben – zum Wohle aller.

NICHTS ÜBERZEUGT MEHR ALS DIE EIGENE ERFAHRUNG

Unsere Schmerztherapie bietet Ihnen einen großen Vorteil: Wenn Sie direkt fühlen, dass Ihre Schmerzen weg oder deutlich weniger sind, wissen Sie einfach, dass es funktioniert. Weil Sie es selbst gespürt haben. Niemand kann Ihnen dieses eigene Spüren wieder wegnehmen. Wenn Sie somit aus eigenem Erleben heraus von unserer Therapie und den Selbsthilfemaßnahmen überzeugt sind, dann verbreiten Sie gerne diese frohe Botschaft. Stimmen Sie Ihr Umfeld optimistisch, motivieren Sie Freunde, Bekannte, Eltern, Verwandte – vor allem Ältere, die ja noch viel mehr und meist völlig unnötig leiden –, es einfach auszuprobieren, die Übungen zu machen oder sich von einem der von uns zertifizierten Ärzte oder Therapeuten behandeln zu lassen. Und beantragen Sie bei Ihrer Krankenkasse die Kostenübernahme. Wir hören in den letzten Jahren immer öfter, dass die Kosten aufgrund von Einzelfallentscheidungen zunehmend übernommen werden.

GEMEINSAM ZUM ZIEL

Die Mitarbeiter in unserem Unternehmen, wo unsere Aktivitäten koordiniert, die Ausbildungen durchgeführt und Zertifizierte Liebscher & Bracht-Therapeuten sowie alle interessierten Schmerzleidenden betreut werden, verfolgen gemeinsam ein großes Ziel: allen Menschen ein schmerzfreies Leben zu ermöglichen. Wir alle zusammen können es schaffen, jedem die Möglichkeit zu eröffnen, diese völlig natürliche, schmerzmittel- und OP-freie Ergänzung oder Alternative zu den herkömmlichen Verfahren kennenzulernen und sich zu entscheiden, sie einfach auszuprobieren. Wenn Sie ehrlich überzeugt, vielleicht sogar begeistert sind, weil Sie es selbst erlebt haben, dann seien Sie dabei und helfen Sie, allen Menschen die Chance auf ein schmerzfreies Leben zu geben. Im Namen aller, die bisher völlig unnötig ein Leben voller Schmerzen führen, danken wir Ihnen dafür.

Ihre Petra Bracht und
Roland Liebscher-Bracht

WIR SIND IMMER FÜR SIE DA

Bitte vergessen Sie nicht: Bei Unsicherheiten aller Art, bei Fragen und bei allem, was Sie interessiert – und natürlich, wenn Sie sich zunächst von uns oder von einem unserer Zertifizierten Liebscher & Bracht-Therapeuten behandeln lassen wollen –, sind wir für Sie da. Sie können sich so lange behandeln lassen, bis Ihr Problem gelöst ist. Oder Sie kommen zunächst nur einmal, um sicherer zu sein, dass unsere Therapie Ihnen hilft, oder um sich von uns die Selbsthilfetechniken zeigen zu lassen.

Im Therapeuten-Finder auf unserer Website (www.liebscher-bracht.com) finden Sie von uns zertifizierte Ärzte, Heilpraktiker, Physio- und andere Therapeuten. Bitte beachten Sie, dass sich alle dort aufgeführten Therapeuten einer permanenten Qualitätssicherung unterziehen und sich regelmäßig von unseren Prüfern neu zertifizieren lassen.

WIR BEGLEITEN SIE GERNE!

Wir möchten Ihre lebenslangen Begleiter für Ihre Schmerzfreiheit sein.
Dazu bieten wir Ihnen alle Unterstützung, die Sie benötigen.

UNSERE GRATISANGEBOTE

- Übungsanleitungen und Informationen in über 1500 YouTube-Videos und auf allen gängigen Social-Media-Kanälen
- Hintergrundwissen und Erklärungen in den Artikeln unseres Online-Schmerzlexikons
- Mitschnitte von Vorträgen zu Schmerzthemen im YouTube-Kanal
- Die Beantwortung Ihrer Fragen bei unserem Liebscher & Bracht-Service oder Zertifizierten Liebscher & Bracht-Therapeuten

SIE MÖCHTEN MEHR?

- Lesen Sie neben diesem Ratgeber unsere weiteren Bücher (**siehe Seite 121 f.**).
- Erhalten Sie in unserer Liebscher & Bracht App ein individuelles Übungsprogramm gegen Schmerzen, profitieren Sie von Rolands täglicher acht-Minuten-Übung für den ganzen Körper und freuen Sie sich auf Rolands motivierende Anleitungen sowie Gesundheitstipps von Dr. med. Petra Bracht.
- Nutzen Sie unsere Schmerzfrei-Hilfsmittel.
- Sie sind Profi und begeistert? Dann erkundigen Sie sich bei uns nach der Ausbildung zum Zertifizierten Liebscher & Bracht-Therapeuten.

SIE WÜNSCHEN SICH ERST EINMAL HILFE?

- Lassen Sie sich von einem Zertifizierten Liebscher & Bracht-Therapeuten oder im Liebscher & Bracht Gesundheitszentrum in Bad Homburg mit der Profivariante der Osteopressur behandeln und spüren Sie schon nach der ersten Behandlung, ob unsere Therapie bei Ihnen wirkt.

NOCH BESSER ÜBEN MIT UNSERER APP

Sie möchten noch mehr Motivation und Schmerzfrei-Erfolge? Wann auch immer Sie unsere Liebscher & Bracht-App testen wollen, wir legen sie Ihnen sehr ans Herz. Die Vorteile der App: 100 Prozent Motivation bei genauester Anleitung durch Roland persönlich. Außerdem kann Ihnen die App dabei helfen, schneller in Ihre persönliche Übungsroutine zu kommen – beispielsweise über das Acht-Minuten-Training montags bis samstags oder das große 30-minütige Sonntags-Training 365 Tage im Jahr ein neues Training. Gerade wenn Sie in mehreren Körperbereichen Schmerzen haben und es Ihnen schwerfällt, sich eigenständig ein Übungsprogramm zu-

sammenzustellen, nimmt Ihnen unsere App die Arbeit ab. Siebenmal pro Woche üben Sie zusammen mit Roland an den häufigsten Engpässen von Kopf bis Fuß. Sie können sich also ganz aufs Üben konzentrieren! Für die Regelmäßigkeit Ihrer Routine sorgt Rolands Motivation. So können Sie Ihren inneren Schweinehund endlich zähmen.
Natürlich finden Sie auch die Übungen aus diesem Ratgeber in der App. Leicht verständliche Videoanleitungen helfen Ihnen dabei, die Übungen immer besser nachzuvollziehen und zu verinnerlichen – Schritt für Schritt, in Ihrem ganz persönlichen Tempo und so oft Sie möchten.
Für eine kostenfreie Probezeit von 30 Tagen können Sie die App mit all ihren Funktionen testen. Probieren Sie sie in aller Ruhe aus und entscheiden Sie am Ende selbst, ob sie Ihnen dauerhaft weiterhilft.

BÜCHER, DIE WEITERHELFEN

Ratgeber der Autoren

Die Arthrose-Lüge;
Goldmann Verlag

Deutschland hat Rücken;
Mosaik Verlag

Ischias & ISG – Schmerzen selbst behandeln;
GRÄFE UND UNZER Verlag

Knie – Meniskus – Schmerzen selbst behandeln;
GRÄFE UND UNZER Verlag

Rücken & Bandscheiben – Schmerzen selbst behandeln;
GRÄFE UND UNZER Verlag

Kiefer & Zähneknirschen – Schmerzen selbst behandeln;
GRÄFE UND UNZER Verlag

Nacken – Schmerzen selbst behandeln;
GRÄFE UND UNZER Verlag

Kopf – Schmerzen selbst behandeln;
GRÄFE UND UNZER Verlag

Intervallfasten;
GRÄFE UND UNZER Verlag

Intervallfasten für Diabetiker;
GRÄFE UND UNZER Verlag

Das Kochbuch zum Intervallfasten;
GRÄFE UND UNZER Verlag

Meine Gesundheitsformel. Gesund, schlank, glücklich;
GRÄFE UND UNZER Verlag

Gesundmacher Intervallfasten
(mit Nicole Just);
GRÄFE UND UNZER Verlag

Abnehmen garantiert;
GRÄFE UND UNZER Verlag

Glukose. Blutzucker runter, Gesundheit rauf;
GRÄFE UND UNZER Verlag

Essen gegen Arthrose. Das Kochbuch
(mit Johann Lafer)
GRÄFE UND UNZER Verlag

Lange gut leben. Endlich umsetzen, was wirklich hilft
(mit Christof Glasser);
Mosaik Verlag

Schmerzfrei und beweglich bis ins hohe Alter;
Mosaik Verlag

Klartext Ernährung
(mit Prof. Dr. Claus Leitzmann)
Mosaik Verlag

Klartext Abnehmen
(mit Prof. Dr. Claus Leitzmann)
Mosaik Verlag

Autoren, die bei diesen Themen weiterhelfen

Prof. Dr. C. Leitzmann:
Ernährungswissenschaften

Dr. Michael Greger:
Krankheiten/Ernährung

Christian Blank:
Elektrosmog/Schadstoffe

Dr. Arthur Coca:
Ernährung/Pulstest

T. Meyers und Dr. R. Schleip:
Faszienforschung

Prof. Dr. Vladimir Nazarow:
Bewegung/Stoffwechsel

Christoph Glaser:
Atem

ADRESSEN, DIE WEITERHELFEN

Liebscher & Bracht
Büro/Verwaltung
Kaiser-Friedrich-Promenade 111
D-61348 Bad Homburg
+49 (0)6172-139 59 89
service@liebscher-bracht.com

Liebscher & Bracht Gesundheitszentrum
Kaiser-Friedrich-Promenade 83
D-61348 Bad Homburg
+49 (0)6172-17 10 50

Online-Adressen

Websites
www.liebscher-bracht.com
www.drpetrabracht.de

Kostenfreie Übungen
www.liebscher-bracht.com/youtube
https://www.instagram.com/liebscher.bracht
https://de-de.facebook.com/Schmerzspezialisten/
https://www.pinterest.de/liebscherbracht/
https://www.tiktok.com/@liebscher.bracht

Die Liebscher & Bracht-App
www.lie-br.com/app

Bezugsquelle

shop.liebscher-bracht.com
Hier können Sie unsere Hilfsmittel und Bücher bestellen.

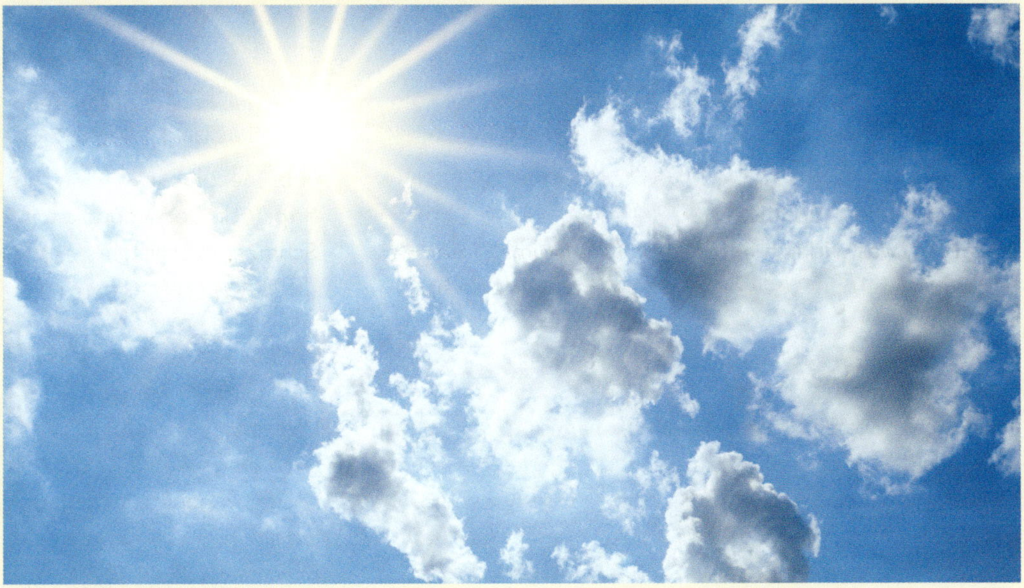

DANKE VON HERZEN

… all den vielen Helfern, ohne die dieses Buch nie entstanden wäre, die wir hier aber nicht alle namentlich erwähnen können – allen voran unsere Patienten und Patientinnen, unsere Fans in den sozialen Medien sowie die Teilnehmer an unseren Ausbildungen. Danke an unsere Zertifizierten Liebscher & Bracht-Therapeuten, an unsere Dozenten, die mit vollem Einsatz unsere Inhalte anwenden und lehren, sowie an unsere vielen engagierten Mitarbeiter im Büro in Bad Homburg, die unsere Ideenflut immer wieder kanalisieren und umsetzen. Ohne ihren unermüdlichen Einsatz für eine schmerzfreie Welt könnten wir das alles nicht auf die Beine stellen und immer weiterentwickeln.

Danke an Christof Klocker, der sich mit außergewöhnlichem Engagement dafür einsetzt, dass die Schmerzratgeber im Gräfe und Unzer Verlag veröffentlicht werden. Danke auch an unsere Lektorin Sylvie Hinderberger für ihr Engagement und ihre Flexibilität. Ein großer Dank geht an unseren Sohn Raoul Bracht, der in seinen jungen Jahren schon wahre Welten bewegt, um uns in unserem Tun zu unterstützen. Ohne dass er uns den Rücken freihält, wobei ihm unser bester Freund Peter Hoenderop tatkräftig zur Seite steht, hätten wir keine Chance. Und noch danke nach oben, denn ohne diese Unterstützung wäre das alles gar nicht möglich – nicht in der Vergangenheit, nicht heute und nicht in der Zukunft.

QUELLEN

[1] Luime J. J., Koes B. W., Hendriksen IJ. et al. (2004): Prevalence and incidence of shoulder pain in the general population; a systematic review. In: Scand J Rheumatol.; 33(2), S.73–81.

[2] Kadel P., Schneider M. (2005): Schulterbeschwerden – eine retrospektive Befragung in der Hausarztpraxis. In: Z Allg Med; 81, S. 373–377.

[3] Pressemitteilung zum DKOU 2019: Experten raten zur sorgfältigen Abklärung bei Schulterschmerz. In: Deutsche Gesellschaft für Unfallchirurgie, 14.10.2019 (URL: https://www.dgu-online.de/news-detailansicht/experten-raten-zur-sorgfaeltigen-abklaerung-bei-schulterschmerz.html, Datum des Zugriffs: 13.04.2026.

[4] Deutsche Schmerzgesellschaft e. V.: Definition, Pathophysiologie und Diagnostik chronischer Schmerzen. 2012

[5] Editorial. Schmerzen nicht auf die leichte Schulter nehmen: In: Das Schultergelenk: Meister in Beweglichkeit. OrthoJournal. Regensburger Orthopädengemeinschaft, Ausgabe 24, September bis November 2015, S. 3.

[6] Hedtmann A. (2009): Weichteilerkrankungen der Schulter – Subakromialsyndrome. Orthopädie und Unfallchirurgie up2date; 4, S. 85–106.

[7] Ritter E., Windhofer C., Voelckel W. et al (2021): Ein alternatives Schmerzmodell auf dem Prüfstand. In: Schmerz Nachr 21, S. 39–41. https://doi.org/10.1007/s44180-021-0024-9

[8] Diehl P., Schauwecker J. (2015): Schmerzhafte Schulter – ist es Kalk? In: Orthopädie & Rheuma, (18) 4, S. 38 f.

[9] Stör J., Stör W. (2017): Die Studienlage zur Akupunkturwirkung bei Schulter-Arm-Syndrom (beispielsweise Frozen Shoulder, Periarthritis humeroscapularis). In: Deutsche Zeitschrift für Akupunktur, (60) 3, S. 20 f.

[10] Vgl. 8 S. 39.

[11] Ostor A. J. K., Richards C. A., Prevost A. T, Speed C. A., Hazleman B. L. (2005): Diagnosis and relation to general health of shoulder disorders presenting to primary care. In: Rheumatology, 44, S. 800–805.

[12] Vgl. Tischer T., Sakzmann G. M., Imhoff, A. B. (2007): Rotatorenmanschettendefekte und inneres Impingement beim Sportler. In: Der Orthopäde, S. 950.

[13] Vgl. Pastor M. F., Smith T., Struck M., Wellmann M. (2014): Stabilität versus Mobilität der Schulter. In: Der Orthopäde, S. 209.

[14] Vgl. Beirer M., Imhoff A. B., Braun S. (2017): Impingement-Syndrome der Schulter. In: Der Orthopäde, S. 379.

[15] Uhthoff H. K., Sarkar K. (1989): Calcifying tendinitis. In: Baillieres Clin Rheumatol, 3, S. 567–81.

[16] Vgl. Dehlinger F., Ambacher T. (2014): Die Kalkschulter. In: Orthopädie und Unfallchirurgie, up2date 9 (6), S. 440 f.

[17] Zappia M., Di Pietto F., Aliprandi A., Pozza S., De Petro P., Muda A., Sconfienza L. M. (2016): Multimodale Bildgebung der adhäsiven Kapsulitis der Schulter. In: Einblicke in die Bildgebung, 7, S. 365–371.

[18] Jim Y. F., Hsu H. C., Chang C. Y., Wu J. J., Chang T. (1993): Coexistence of calcific tendinitis and rotator cuff tear. In: An arthrographic study. Skeletal Radiol, 22, S. 183–185.

[19] Vgl. 8 S. 36.

[20] Vgl. Nebelung S., Mueller-Rath R. (2013): Tendinitis calcarea. In: OUP, 2 (2), S. 71.

[21] vgl 16 S. 439.

[22] Vgl. Diehl P. et al. (2011): Die Kalkschulter – Tendinosis calcarea. In: Der Orthopäde, 40 (8), S. 735.

[23] Vgl. Buess E. (2012): Frozen Shoulder: Diagnose, Verlauf und Optionen für die Therapie. In: Orthopädie & Rheuma, (15) 1, S. 21.

[24] Vgl. Robinson C. M., Seah K. T. M, Chee Y. H., Hindle P., Murray I. R. (2012): Frozen Shoulder. In: The Journal of Bone & Joint Surgery, (94) 1, S. 1.

[25] Pandey V., Madi S. (2021). Clinical Guidelines in the Management of Frozen Shoulder: An Update! In: Indian journal of orthopaedics, 55 (2), S. 299–309. https://doi.org/10.1007/s43465-021-00351-3

[26] Vgl. Schleip R., Findley T. W., Chaitow L., Huijing P.: Lehrbuch Faszien; 2014. Urban & Fischer. S. 148–150.

[27] Vgl. 23 und 26.

[28] Vgl. Katthagen J. C., Jensen G., Voigt C., Lill H. (2012): Schultersteife. In: Der Unfallchirurg, (115) 6, S. 530.

[29] Ebd.

[30] Schnetzke M., Studier-Fischer S., Kneser U., Grützner P. A., Guehring T. (2016): Bursitis olecrani. Diagnostisches und therapeutisches Vorgehen. In: Obere Extremität 11, S. 88–95.

[31] Brown, O. S., Smith T. O., Parson, T., Benjamin M., Hing, C. B.: Management of septic and aseptic prepatellar bursitis: a systematic review. In: Archives of Orthopaedic and Trauma Surgery, Orthopaedic Surgery, 15.03.2021.

[32] Ebd.

[33] Vgl. 8 S. 36–41.

[34] Damert H. G., Altmann S., Schneider W. (2009): Weichteildefekte nach komplizierter Bursitis olecrani. In: Der Chirurg 80, S. 448–454.

[35] Ebell M. H. (2018). Osteoarthritis: Rapid Evidence Review. American family physician, 97(8), S. 523–526.

[36] Schmidt T. et al.: Arthroseentstehung – der aktuelle Stand. In: Obere Extremität. Ausgabe 3/2017.

[37] Loughlin J .(2015): Genetic contribution toosteoarthritis development: Current stateofevidence. In: CurrOpin Rheumatol 27(3), S. 284–288.

[38] Rice S. et al. (2020): Interplay between genetics and epigenetics in osteoarthritis. Nature reviews. Rheumatology, 16(5), S. 268–281. https://doi.org/10.1038/s41584-020-0407-3

[39] Herve A. et al. (2019): Clinical and radiological outcomes of osteoarthritis twenty years after rotator cuff repair. Orthopaedics & traumatology, surgery & research. In: OTSR, 105(5), S. 813–818. https://doi.org/10.1016/j.otsr.2019.02.013

[40] Buchmann J. et al. (2009): Differenzialdiagnose manualmedizinischer Syndrome der oberen horaxapertur (»Schulter-Arm-Schmerz«). In: Manuelle Medizin, (47) 6, S. 403 ff.

[41] Müller P. E., Güleçyüz M. F. (2020): Das Schulter-Arm-Syndrom: meist myofasziale Ursachen: Beratungsanlass [The shoulder-arm syndrome]. In: MMW Fortschritte der Medizin, 162(11), S. 44–47. https://doi.org/10.1007/s15006-020-0573-x

[42] AWMF – Arbeitsgemeinschaft der Wissenschaftlichen Medizinischen Fachgesellschaften e.V. (2016): Leitlinien Nackenschmerzen. https://www.awmf.org/leitlinien/detail/ll/053-007.html

[43] Vgl. 41

[44] Sohns S., Schnieder K., Licht G., von Piekartz H. (2017): Manuelle Triggerpunkttherapie bei Schulterschmerzen. In: Manuelle Medizin (55), 3, S. 160.

[45] Frössler C. (2007): Sitzen und Schulter-Nacken-Schmerzen. In: Manuelle Medizin (45) 5, S. 331.

[46] Ebd. S. 333.

[47] Vgl. 8 S. 38.

[48] Petrosino S., Schiano Moriello A. (2020): Palmitoylethanolamide: A Nutritional Approach to Keep Neuroinflammation within Physiological Boundaries – A Systematic Review. In: International Journal of Molecular Sciences 21, S. 9526; Zhi Y., Malik V. et al. (2016): Associations between nut consumption and inflammatory biomarkers. In: The American Journal of Clinical Nutrition, Volume 104, Issue 3. S. 722–28; Mendonça C. R., Noll M., Castro M. C. R., Silveira E. A. (2020): Effects of Nutritional Interventions in the Control of Musculoskeletal Pain: An Integrative Review. In: Nutrients 12 (10), S. 3075.

[49] Elma, Ö. et al. (2020): Do Nutritional Factors Interact with Chronic Musculoskeletal Pain? A Systematic Review. In:

Journal of Clinical Medicine 9, S. 702; Mendonça C. R., Noll M., Castro M. C. R., Silveira E. A. (2020): Effects of Nutritional Interventions in the Control of Musculoskeletal Pain: An Integrative Review. In: Nutrients 12 (10), S. 3075; Rondanelli M., Fossari F., Vecchio V., Gasparri C., Peroni G., Spadaccini D., Riva A., Petrangolini G., Iannello G., Nichetti M., Infantino V., Perna S. (2020): Clinical trials on pain lowering effect of ginger: a narrative review. In: Phytother Res 34 (11), S. 2843–56; Dragan S., Serban M. C., Damian G., Buleu F., Valcovici M., Christodorescu R. (2020): Dietary Patterns and Interventions to Alleviate Chronic Pain. In: Nutrients 12. S. 2510; Brain K., Burrows T. L.; Bruggink L., Malfliet A., Hayes C., Hodson F. J., Collins C. E. (2021): Diet and Chronic Non-Cancer Pain: The State of the Art and Future Directions. In: J. Clin. Med. 10, S. 5203.

[50] Meng H., Zhu L., Kord-Varkaneh H., Santos H., Tinsley G. M., Fu P. (2020): Effects of intermittent fasting and energyrestricted diets on lipid profile: A systematic review and meta-analysis. In: Nutrition 77, S. 110801; Stekovic S., Hofer S. J., Tripolt N., Aon M. A., Royer P., Pein L., Stadler J. T., Pendl T., Prietl B., Url J., Schroeder S., Tadic J., Eisenberg T., Magnes C., Stumpe M., Zuegner E., Bordag N., Riedl R., Schmidt A., Kolesnik E., Madeo F. (2019): Alternate Day Fasting Improves Physiological and Mole cular Markers of Aging in Healthy, Nonobese Humans. In: Cell metabolism 30 (3), S. 462–76. e6; Galluzzi L., Baehrecke EH., Ballabio A., Boya P., Bravo-San Pedro J. M., Cecconi F., Choi A. M., Chu C. T., Codogno P., Colombo M. I., Cuervo A. M., Debnath J., Deretic V., Dikic I., Eskelinen EL., Fimia G. M., Fulda S., Gewirtz D. A., Green D. R., Hansen M., Kroemer G. (2017): Molecular definitions of autophagy and related processes. In: The EMBO journal 36 (13), S. 1811–1836.

[51] Draganski B., Gaser C., Busch V., Schuierer G., Bogdahn U., May A. (2004): Changes in grey matter induced by training. In: Nature 427 (6972), S. 311–312.

[52] Moreau D., Morrison A. B., Conway A. R. (2015).: An ecological approach to cognitive enhancement: complex motor training. In: Acta Psychologica 157, S. 44–55; Fox F. et al. (2022): Association Between Accelerometer-Derived Physical Activity Measurements and Brain Structure A Population-Based Cohort Study. In: Neurology Sep 99 (11), S. e1202–1215.

[53] Behm D. G., Alizadeh S., Anvar S. H. et al. (2021): Nonlocal Acute Passive Stretching Effects on Range of Motion in Healthy Adults: A Systematic Review with Meta-analysis. In: Sports Medicine 51, S. 945–959.

[54] Schleip R., Bayer J.: Faszien-Fitness: vital, elastisch, dynamisch in Alltag und Sport. Der Bestseller erweitert und überarbeitet. München, 2019.

IMPRESSUM

Projektleitung: Christof Klocker
Fotoproduktion: by Liebscher-Bracht
Illustrationen: Florian Hauer
Umschlaggestaltung: Wolfgang Seidl, seidldesign
Layout: independent Medien-Design, Horst Moser
Lektorat: Sylvie Hinderberger
Bildredaktion: Simone Hoffmann
Herstellung: Petra Roth
Reproduktion: Medienprinzen GmbH, München
Satz: Christopher Hammond
Druck & Bindung: Firmengruppe APPL, aprinta GmbH, Wemding

Grillparzerstraße 8, 81675 München
Produktsicherheit@harpercollins.de

1. Auflage 2026,
ISBN: 978-3-8338-9755-9

www.gu.de

WICHTIGER HINWEIS

Die Gedanken, Methoden und Anregungen in diesem Buch stellen die Meinung bzw. Erfahrung der Verfasser dar. Sie wurden von den Autoren nach bestem Wissen erstellt und mit größtmöglicher Sorgfalt geprüft. Sie bieten jedoch keinen Ersatz für persönlichen kompetenten medizinischen Rat. Jede Leserin, jeder Leser ist für das eigene Tun und Lassen auch weiterhin selbst verantwortlich. Weder Autoren noch Verlag können für eventuelle Nachteile oder Schäden, die aus den im Buch gegebenen praktischen Hinweisen resultieren, eine Haftung übernehmen.